COMPLETE DENTURE DESIGN

心でつくる総義歯

監修　腰原　好

著　戸田　篤
　　酒井　勝衞

医学情報社

執筆協力

大塚賢一（鴨川市立国保病院，歯科技工士）

症例提供
菅野京子（神奈川歯科大学大学院 歯学研究科 口腔統合医療学講座〈補綴・インプラント学〉）
古谷　容（守谷市・古谷歯科医院）
籾山道弘（みどり市・籾山歯科医院）

監修にあたり

　本書は，生涯現役で「生体に調和する義歯」を臨床の現場で実践された恩師・河邊清治先生に教えを受けた愛弟子の二人が，歯科医師と歯科技工士の立場で，人生の円熟期に7年の歳月をかけて執筆した力作です．

　日進月歩の医療において，歯科補綴の状況も様変わりし，CAD/CAMやインプラントが隆盛にある中で，歯科技工士が減少し，義歯の製作ができる人材が減っている現状にあります．

　企画の主旨は，日本人らしい精緻な義歯づくりを目指す技術と，患者さんに歓びと満足を与える「もてなしの心」を次世代に伝えることを意図しています．

　本書は，まず第一に患者さんとのコミュニケーションを大切にし，口腔内の状況を，義歯づくりを担当する歯科医師と歯科技工士が共有し，患者さんの希望に対応できる体制づくりの大切さを示しています．

　次に，義歯設計の基本となる事柄について，石膏模型上に，解剖学的ランドマークや「設計基準線」という用語で，義歯の設計時に押さえるべき重要な点を示してあり，歯科技工士の参考になることが多くあります．

　また，作業工程が多いのは，繊細な口腔内感覚に適合させる配慮であり，著者の人柄が現れた学ぶべき事項であるといえます．

　さらに，義歯の製作工程で大切なところを，歯科医師と歯科技工士のそれぞれの立場で丁寧に述べており，臨床で問題が起きたときの解決の参考になるところが多く，座右の書として役立ててほしい．

東京歯科大学名誉教授

腰原　好

はじめに

「義歯は粘膜の海に浮かぶ船である」

今，この言葉を知る人がどれ程いるだろうか．これは我が恩師・河邊清治先生の金言であり，これこそが臨床技工の定理であると，私は思っている．

義歯製作における悩みは初心者・ベテランを問わず，臨床技工に携わる者ならば誰もが行き当たるものであろう．総義歯製作の場合は特に，失われた口腔組織に指標を見出し，それをもとに患者の生体機能を回復させ，健康美をも表現しなければならず，作業における難しさもひとしおである．

悩みに直面したとき，経験の浅い者は特に，自身の知識不足・技術不足のせいだと考えがちだが，それだけではない．足りないのは「歯科医師－歯科技工士間のコミュニケーション」「材料選択における適正な判断能力と実技テクニック」「医療人としての品位」であると，私は考えている．

この中でも私は特に「医療人としての品位」すなわち義歯を"心でつくる"という精神を重んじている．患者は「おいしく食事をしたい」「家族や友人と笑い合って会話がしたい」といった期待や要望を少なからず義歯に抱いている．そんな心に寄り添い，患者のために真摯に臨むという姿勢は，医療人として忘れてはいけない原点であるはずだ．患者を真に想うならば，患者の情報を１つでも多く知ろうとし，本人が期待している以上の喜びを，義歯を通して感じてもらえるよう奮闘するはずだ．そうして"心でつくった"義歯を患者が大切に使い続けてくれたなら，義歯製作を今以上に好きになれるのではないだろうか．「好きこそものの上手なれ」の言葉通り，臨床技工での成功を望むのであれば，まず義歯製作を単なる仕事という以上に，自分の天職といえるよう愛することも，大切なことだと私は思う．

ゆくゆくは，CAD/CAM や 3D プリンタといった機械による義歯製作が主流となる時代がくるかも知れないが，そんな中でも，患者の QOL を向上させ，複雑に経年変化を続ける生体に対応し得る義歯をつくるには，患者の心の機微や繊細な感覚を理解できる人情と，匠の技が必要であると私は信じている．これを意識することで，患者に必要とされ歯科医師に信頼される"臨床技工のスペシャリスト"のスタートラインに立てるのではないだろうか．

本書は「患者の笑顔」を最終目標に掲げた"心でつくる総義歯"について，初心者から読めるつくりにしており，今日からの仕事に活用できる臨床現場の必須アイテムといっても過言ではない．

本書が臨床技工に携わる全ての方々のよき支えとなり，より多くの患者の「口福」を「幸福」につなげることができれば，この上ない喜びである．

最後になるが，歯科技工士という立場上，私個人では語りきれない内容について，途中参加という無理なお願いにもかかわらず快くご執筆いただき，共著者として多大なるご協力をいただいた，歯科医師・酒井勝衞先生（横浜市・酒井歯科医院）に，心からの感謝の意を述べる．

2018年2月

戸　田　篤

CONTENTS

監修にあたり
はじめに
口福は幸福に通ず

プロローグ

1. TODA DENTURE SYSTEMとは …………………………………………………… 3
義歯製作の在り方を見直す ……………………………………………………………… 3
- TODA DENTURE SYSTEMのコンセプト
- 臨床での義歯製作に対する心構え
- 技術と情報のバランス

2. 心でつくる義歯 ………………………………………………………………………… 4
"オーダーメード品として優れた義歯"とは何か ………………………………………… 4

Chapter 1　チーム医療としての義歯製作

1. コミュニケーションの重要性 ……………………………………………………… 5
義歯製作に携わる，医療関係者の連携 ……………………………………………… 5
- 医療関係者で築くコミュニケーションネットワーク
治療計画に対応できる歯科技工士を目指して ……………………………………… 5
- 歯科医師とのコミュニケーションにおける，私的見解

2. 情報伝達の重要性 …………………………………………………………………… 6
歯科技工士が必要とする情報 ………………………………………………………… 6
- 患者の基本的な情報，患者背景
- 設計に関する歯科医師の指示・指定
- 歯科技工士の理解力（写真や模型から何を読み取るか）

3. わかりやすい技工指示書 …………………………………………………………… 10
技工指示書とは ………………………………………………………………………… 10
戸田式技工指示書 ……………………………………………………………………… 10
- 戸田式技工指示書の特徴

Chapter 2　模型製作・義歯設計

1. 診査・診断・治療計画 ……………………………………………………………… 12
診査・診断 ……………………………………………………………………………… 12
- 総義歯を製作する前に
- 歯の喪失の原因
- 問　診
- 視　診
- 触　診
- X線写真診査（パノラマX線写真撮影）
- インフォームドコンセント

概形印象採得 …………………………………………………………………………… 14

研究用模型製作 …………………………………………………………………………… 15
　■研究用模型から何を読むか

個人トレー製作 …………………………………………………………………………… 16
　■トレー選択
　■把柄の付与

2. 精密印象 ………………………………………………………………………………… 18

個人トレーによる精密印象採得 …………………………………………………………… 18
　■注意点
　■上下顎の精密印象採得の手順
　■作業用模型製作

3. 作業用模型への設計 …………………………………………………………………… 20

解剖学的ランドマーク …………………………………………………………………… 20
　■模型から口腔内をイメージする
　■上下顎模型から読む，解剖学的ランドマーク

義歯設計の基準点 ………………………………………………………………………… 21
　■設計の指標となる，基準点の記入
　■上顎の基準点8点
　■下顎の基準点8点
　■TODA POINT

設計基準線 ………………………………………………………………………………… 25
　■設計基準線の記入
　■上顎の設計基準線
　■下顎の設計基準線
　■設計基準線の読み方・使い方
　■設計基準線の引き方

被圧変位量 ………………………………………………………………………………… 27

リリーフ …………………………………………………………………………………… 28

床外形線（床概形線） …………………………………………………………………… 29
　■床外形線と床概形線の違い
　■床概形線の記入

Chapter 3　基礎床・基準咬合床

1. 基礎床 …………………………………………………………………………………… 32

基礎床とは ………………………………………………………………………………… 32
　■材料選択
　■製作法

2. 基準咬合床 ……………………………………………………………………………… 33

基準咬合床製作 …………………………………………………………………………… 33
　■上顎の設計
　■下顎の設計
　■前歯歯列弓の設計
　■製作法

Chapter 4　咬合採得・人工歯選択・咬合器選択

1．咬合採得 ……………………………………………………………………… 36
　咬合採得とは …………………………………………………………………… 36
　　■咬合採得手順

2．人工歯選択 …………………………………………………………………… 40
　前歯選択 ………………………………………………………………………… 40
　　■SPA要素，および戸田的考察
　　■シェードテイキング
　　■モールドテイキング
　　■前歯サイズ計測
　臼歯選択 ………………………………………………………………………… 43
　　■咬合面形態の確認
　　■臼歯サイズ計測
　材　質 …………………………………………………………………………… 44

3．咬合器選択・咬合器装着 …………………………………………………… 44
　咬合器 …………………………………………………………………………… 44
　　■平均値的咬合器
　　■半調節性咬合器
　咬合器装着 ……………………………………………………………………… 45
　　■平均値で装着する場合
　　■フェイスボウを使って装着する場合

Chapter 5　人工歯配列

1．戸田式人工歯配列法 ………………………………………………………… 48
　概　念 …………………………………………………………………………… 48
　　■健康美と機能性を両立させる，配列のポイント
　戸田式人工歯配列考 …………………………………………………………… 50
　　■咬合様式
　　■上顎と下顎，2つの咬合平面（咬合領域）＝垂直性被蓋
　前歯配列 ………………………………………………………………………… 51
　　■上　顎
　　■垂直性被蓋・水平性被蓋の調整
　　■下　顎
　臼歯配列 ………………………………………………………………………… 53
　　■調節湾曲の私的考察
　　■下　顎
　　■上　顎
　　■配列手順

2．咬合器上の咬合調整 ……………………………………………………………………………………… 57
- 開閉運動の調整
- 前方運動の調整
- 側方運動の調整
- 咬頭の削合調整

Chapter 6 歯肉形成

1．歯肉形成 ……… 62
概　念 ……… 62
- 健康歯肉と歯肉形成

2．口腔機能回復のための，歯肉形成 ………………………………………………………………… 63
上　顎 ……… 63
- 前歯部
- 臼歯部
- 上顎床後縁の位置の決定
- 上顎床後縁のデザイン
- 口蓋皺襞（横口蓋ヒダ）の付与
下　顎 ……… 67
- 前歯部
- 臼歯部
- 下顎床の維持安定のための5つのポイント
蝋義歯の口腔内試適と調整について …………………………………………………………………… 74

Chapter 7 最終印象から重合，研磨・仕上げ

1．最終印象 …… 76
最終印象採得 …………………………………………………………………………………………………… 76
- 最終印象の目的
- 蝋義歯床周縁の形態修正
- 上顎の最終印象採得
- 最終印象から見える，上顎義歯に生体の関与する部位
- 下顎の最終印象採得
- 最終印象から見える，下顎義歯に生体の関与する部位
- 個人トレー印象・最終印象・完成義歯の比較
床用レジンのシェードテイキング ……………………………………………………………………… 79
- 年代別に見る健康歯肉
- 床用レジンに求める特性
重合用模型製作 ………………………………………………………………………………………………… 81

2．埋没・流蝋・レジン填入 ……………………………………………………………………………… 82
埋　没 ……… 82
- 1次埋没
- 遁路の付与
- 2次埋没
- 3次埋没

流　蝋 ··· 83

重合時のリリーフ ··· 84

レジン塡入 ·· 84
　　■加熱重合レジンの混液比の私的見解
　　■レジン塡入，プレス

3. 重合・掘り出し ··· 86

重　合 ·· 86
　　■2ステップ重合法

掘り出し ·· 87

4. 研磨・仕上げ ··· 92

研磨・仕上げから義歯完成まで ······················· 92

Chapter 8　義歯装着・口腔内調整・義歯完成

1. 義歯完成・装着 ··· 94

歯科技工士も知っておきたい，口腔内調整の重要性 ··· 94

咀嚼のメカニズム ·· 94
　　■生体と咬合器の，下顎開閉運動の違い
　　■習慣性開閉運動と運動路
　　■天然歯の咀嚼サイクル（咀嚼運動周期）
　　■総義歯の咀嚼サイクルについての推察

総義歯の口腔内調整とは ··································· 97
　　■義歯装着時の患者への配慮

2. 口腔内調整─酒井歯科医院での一例 ··············· 98

新義歯装着初日，初回の口腔内調整 ··················· 98
　　■義歯装着前の患者指導と，メンタルケア
　　■義歯の調整
　　■下顎義歯の診査
　　■上顎義歯の診査
　　■咬合高径の診査
　　■タッピング調整
　　■患者への食事指導
　　■義歯の清掃の仕方

2回目の口腔内調整 ·· 101
　　■疼痛点の調整
　　■タッピング調整
　　■側方位の調整

3回目の口腔内調整 ·· 103
　　■義歯床縁の最終調整

新義歯装着から1週間後 ··································· 103
　　■発音の確認

新義歯装着から2週間後 ··································· 104

新義歯装着から1カ月後 ··································· 104

長期使用義歯のメインテナンスの一例 ··· 104
　　■咬合干渉

3．健康美と機能の回復を求めた症例 ··· 106
　患者満足度の高い，ワンランク上の義歯製作を目指して（古谷歯科医院での一例） ······ 106
　　■新義歯装着時の患者の顔貌の変化
　　■健康美と機能の回復

COLUMN

1．歯科写真活用術 ··· 9
2．歯槽骨の経年変化 ··· 24
3．マルチサベヤーとは ·· 26
4．義歯の適合と唾液のもたらす効果（接着と吸着） ····························· 31
5．咬合高径の測定法 ··· 37
6．咬合平面と咬合器の関係を考えてみよう ·· 47
7．生体≠咬合器 ·· 54
8．"時短人工歯"ベラシアSA ·· 60
9．咬合紙に関する考察 ·· 61
10．歯頸部と義歯床の展開角 ·· 70
11．義歯と発音の関係 ·· 73
12．歯科技工士にとって重要な作業，歯肉形成 ····································· 75
13．加熱重合レジンに関する，私的考察 ·· 86
14．重合後のレジンと石膏の，どちらが正しいか？ ····························· 88
15．カラーレイヤーデンチャー ·· 89
16．シリコーンレイヤーデンチャー ·· 90
17．CPデンチャー® ·· 91
18．新義歯装着時の，患者の感想 ·· 108

口福は幸福に通ず

　戸田　篤，酒井勝衞の恩師である河邊清治先生．東京都銀座にて開業されていた河邊歯科医院には，各界の著名人が患者として来院されていた．その中のお一人が，懐石「辻留」の辻　嘉一氏であった．
　写真は，辻氏から河邊清治先生へ寄せられた感謝のお言葉と，「口福」の色紙である．

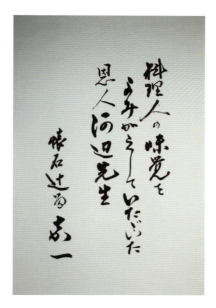

辻氏からの感謝の言葉

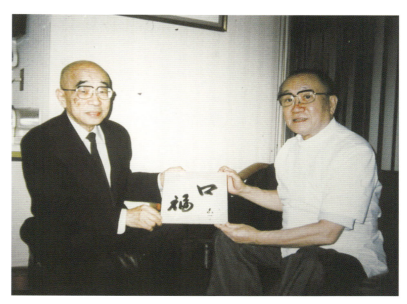

辻　嘉一氏（左）と河邊清治先生（右）．
両氏の手には「口福」の色紙がある

プロローグ

1. TODA DENTURE SYSTEM とは

義歯製作の在り方を見直す

歯科医師が単独で義歯を製作していた時代を経て歯科技工士という職業が生まれ，義歯製作に分業という転機が訪れて以降，歯科医師や患者のそばにいた院内技工士よりも院外技工士が増える時代になった．それとともに新しい製作のシステムが次々と開発され，臨床概念や必要な技量，材料選択の指針，製作工程，情報伝達なども多様になり，義歯製作は複雑化の一途をたどることとなった．さらに，このことは教育課程や個人の経験値によって製作物に差を生じさせることになり，これまでにはなかったさまざまなリスクをもたらすことになった．

そのリスクの軽減を図るべく，臨床に携わる技術者ならば誰もが取り組めるシンプルな義歯製作システムとして考案したのが「TODA DENTURE SYSTEM」である．このシステムに則れば，機能性と健康美[※1]を兼ね，長期間にわたり使用可能な「生体に調和した義歯（口腔機能維持安定装置）」が製作できる．

■ TODA DENTURE SYSTEM のコンセプト
1. 心でつくる義歯
2. 1口腔／1単位
3. 解剖学的ランドマークを設計基準とした義歯製作
4. 適正な技術とバランスよい材料選択
5. 義歯だと悟られない義歯づくり
6. 機能性と健康美の追求
7. 義歯の動的安定を求める
8. 口福は幸福に通ず
9. 3つの印象と3つの模型（概形印象－研究用模型，精密印象－作業用模型，最終印象－重合用模型）

■臨床での義歯製作に対する心構え

コンセプトの1つに"1口腔／1単位"と記した通り，臨床では1つとして同じ症例・同じ口腔内は存在しない．決まりのない臨床現場で義歯製作に取り組むには，技術に加えて判断力や応用力が必要とされるうえ，生体についても熟知しておかなければならない．解剖学や生理学の基礎知識のほか，咬合・咀嚼・嚥下・味覚・発音といった生体の機能についても，複雑で多岐にわたる知識が求められる．

義歯は口腔内の欠損を補うためのものだが，それは単に歯列や咬合を補うことだけを指しているのではない．咀嚼・嚥下・発音の機能はもちろん，歯の欠損に伴う歯槽骨の吸収によって変化した口腔形態，衰えた筋力，顔貌の変化を回復させ，患者に自信・喜び・希望・活力などを再起させることも，義歯の重要な役割である．

■技術と情報のバランス

歯科医師は義歯製作の全工程に携われる一方，歯科技工士は法律上，診査・診断・治療には関与できない．直接，患者を診ることや患者に触れることのできない歯科技工士だからこそ，歯科医師とのコミュニケーションが欠かせない．両者は"パートナー；共同製作者"として連携し，義歯製作に必要な価値観・臨床概念・治療方針を共有して，情報を伝達し合わなければならない．

なぜなら，義歯製作では技術と情報のバランスが重要であるからだ．歯科医師がどれだけ情報を開示しても歯科技工士に技術が足りなければ精度の低い義歯しかできず，逆に歯科技工士に秀でた技術があっても歯科医師からの情報に不備・不足があれば，やはり高精度な義歯はつくれない．

歯科医師と歯科技工士の密接な連携のもとに製作された義歯こそ，生体に調和した人工臓器として長期間にわたって不自由・違和感なく使用され，"人工臓器としての完成"[※2]を迎えられるのである．

[※1] 私は義歯の形式的な美しさではなく，患者が持つ本来の健康的な美しさを求めて作業をしているため，「審美」ではなく「健康美」と表現している．

TODA DENTURE SYSTEM				
	歯科医師			歯科技工士
診査・診断	主訴，患者の性格，年齢，性別 顎堤条件，粘膜，生体の特徴，病状 治療計画			情報の受け取り（技工指示書，写真など）
概形印象採得	印象採得 旧義歯計測（参考） 研究用模型への情報記録 （生体の情報，旧義歯の特徴など）	→	個人トレー	適正なトレーの製作， （加圧的・部分加圧的・無圧的） （シリコーン印象材，アルジネート印象材 など）
精密印象採得	個人トレーによる印象採得，作業用 模型製作 床外形の決定，リリーフ付与，設計	→	設計，基礎床，咬合床	模型への設計 基準咬合床製作（金属床義歯の場合は金 属床製作）
咬合採得	顎位決定，咬合平面・正中線の決定 咬合器選択・決定 （フェイスボウトランスファー） 人工歯選択（シェード，モールド，材質）	→	咬合器装着 人工歯配列	咬合器選択，咬合器装着 人工歯選択 人工歯配列 咬合器上の咬合調整
蝋義歯試適・ 人工歯配列調整 最終印象採得	人工歯配列調整， 蝋義歯床粘膜面調整， チェックバイト，ゴシックアーチ 機能印象採得（咬合・発音・嚥下）	→	歯肉形成 重合，掘り出し，研磨， 義歯完成	歯肉形成，重合用模型製作，埋没， レジン填入，重合，掘り出し，研磨
義歯装着	義歯床粘膜面調整，義歯床調整 口腔内咬合調整 義歯の管理方法の説明			データ管理 （術後の結果・情報の共有）

TODA DENTURE SYSTEM の製作工程表．確実な仕事をするにあたり，歯科医師・歯科技工士の作業を適正に分担する（矢印はコミュニケーションの流れを示す）

2. 心でつくる義歯

"オーダーメード品として優れた義歯" とは何か

患者の情報（年齢・性別・生活習慣・職業・性格・価値観など）や主訴，口腔内の状況・環境（現存歯の有無・歯槽骨や筋および可動組織の状態・唾液分泌量・咀嚼能力レベル・発音障害の有無など），そして患者の旧義歯への不満や新義歯への要望は，症例の数だけある．すなわち，義歯とは完全受注生産のオーダーメード品といえる．

私の考える "よい義歯" とは，機能時に痛みや辛さを伴わず，食べたいものをおいしく食べられ，よく噛め，外れず，違和感がなく，笑顔も自然で「生活の総てにおいて違和感のない義歯」である．

「TODA DENTURE SYSTEM」のコンセプトの1つに "心でつくる義歯" という言葉を挙げたのは，高精度な義歯を製作するには一定レベル以上の知識や技術も当然求められるが，何よりも大切なことは，患者

の心情を理解し，その患者の QOL を向上させるためにベストを尽くすことだと考えているからだ．「おいしく食事をいただけるように」「魅力的な笑顔を取り戻せるように」「健康的な生活を送れるように」と患者を想い，尊重する心がなければ，生体に調和した義歯などつくれない．いうなれば "技術の前に心あり" といったところだろうか．

なお本書では，歯科医師サイド（執筆：酒井勝衛，横浜市・酒井歯科医院）と歯科技工士サイド（執筆：戸田　篤）のリレー形式で，総義歯製作の実際について解説しているが，症例は同一患者ではない．特に，歯科技工士サイドでは私（戸田　篤）の表現したい内容が最もわかりやすい写真を選別して掲載したため，この点理解されたうえで，本書を読み進めていただきたい．

※2 　患者が最期を迎えるときまで調整をくり返しながら満足に使用できて初めて，その義歯は "第三の歯" としての役目を果たし，"人工臓器として完成した" といえるものと，私は考えている．

【参考文献】
・河邊清治：無歯顎の臨床-3．人工歯選択・生体に調和．一世出版，東京，1991．

Chapter 1 チーム医療としての義歯製作

1. コミュニケーションの重要性

義歯製作に携わる,医療関係者の連携

■医療関係者で築くコミュニケーションネットワーク

　臨床現場に長年携わる身として感じるのは,実作業にあたるのは基本的に歯科医師と歯科技工士であっても,歯科衛生士をはじめとする医院スタッフや歯科器材メーカーの存在あってこその,義歯製作だということだ.つまり,「義歯製作はチーム医療である」と私は考えている.相互に風通しよく意志表示できるコミュニケーションネットワークが「TODA DENTURE SYSTEM」にとって,なくてはならないものである(図1).

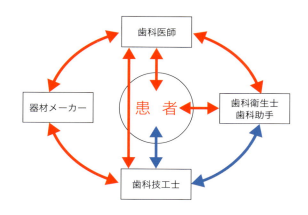

図1　患者を中心に据えた,医療関係者で築くコミュニケーションネットワーク.相互の風通しのよい情報伝達や意思表示が求められる

治療計画に対応できる歯科技工士を目指して

　歯科技工士にとってとりわけ重要なのは歯科医師との関係,そして歯科医師や歯科衛生士を介した患者とのつながりである.私は"技術の前に心あり"の信条に則り,歯科医師の臨床概念や治療方針を理解し共有すること,そして患者像をイメージし,患者の心情に共感して義歯製作することを重視している[※1].

■歯科医師とのコミュニケーションにおける,私的見解

1. 歯科医師の指示は,理解できるまで聴く

　指示がわかりにくい場合は重ねて説明してもらい,十分に理解したうえで作業に取りかかるべきである.

　また情報に不備・不足があった際も,勘や憶測で作業を進めるのではなく,必ず歯科医師に問い合わせなければならない.特に,生体に関する情報(アレルギーの有無など)は材料選択にかかわる重要項目であるため,指示がなければ必ず確認すべきである.「聞かなくてもできるから」「何も指示がなかったから」といった考えは歯科技工士のおごりであり,患者にとっては不利益以外の何物でもない.「予測を立てる」ことと「勘で作業する」ことは別物である.

※1　義歯というオーダーメード品を扱っている以上,健康観や美的感覚といった義歯にまつわる価値観は,患者,歯科医師,歯科技工士の三者三様であることを忘れてはならず,まして製作者の理想を押しつけるようなことがあってはならない.

2．些細なことでも確認をとる

不明瞭な指示や問題が発生した場合は必ず問い合わせ，相談する必要がある．後々確認できるよう，指示は口頭説明だけではなく模型（研究用模型や旧義歯模型）や技工指示書に明記してもらうことが重要だ．

3．模型を見ながら説明を受ける

口腔内の硬組織・軟組織や疼痛点などは，技工指示書や口頭説明だけでは歯科技工士には伝わりにくいこともある．そのため，歯科医師にあらかじめ模型に明記してもらうか，模型を見ながら説明を聞き，歯科技工士自ら書き込むとよい．"1口腔／1単位"であること，患者の主訴・要望は1人ひとり違うこと，ひいては模型1つひとつにその患者の人生があることを肝に銘じて，患者像をイメージし，「どのような義歯ならば，その患者を満足させられるか」を考えて義歯を設計する．

4．相手の都合を配慮して連絡する

歯科医師から情報や指示を受ける際は対面でのやりとりが最も好ましいが，電話やFAXのほか，近年ではメール，SNSなど連絡手段が増えた．特に，スマートフォンやタブレット端末などは，時間や場所の制限を受けずに写真や動画などの発信・受信ができる利便性に富んでいるからこそ，相手の都合や，連絡に相応しい時間帯を考えなければならない．

2. 情報伝達の重要性

歯科技工士が必要とする情報

■患者の基本的な情報，患者背景

義歯製作にあたり，私は義歯の設計から取りかかっている．患者の主訴を解決し，要望を叶えられる義歯を設計するには，患者に関する情報を1つでも多く入手することが重要だ．

主訴（旧義歯への不満と新義歯への要望など）・ADL（日常生活動作）・口腔内の状況・旧義歯の計測データといった基本的な情報はもちろん，生活の特徴や食事の嗜好も聞きたい．また，患者の趣味・趣向がわかるような情報があれば，なおよい．

患者が食事の楽しみを取り戻せるようにすることも，義歯の目的・使命の1つである．そのため，私は「咀嚼能力判定表（図2）」を用いて，患者の食事の嗜好や旧義歯で食べられるもの／食べられないものを聞き，確認している．新義歯完成後も，どのようなものをおいしく食べられるようになったか確認することで，この判定表における咀嚼能力の向上を意識できる（万が一，咀嚼能力が下がってしまった場合は，改善させなければならない）．

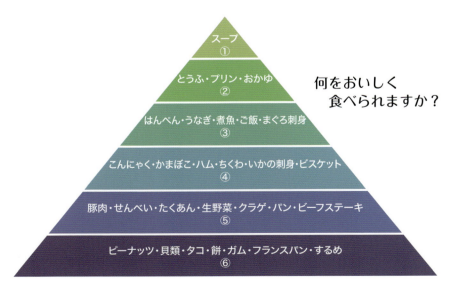

図2　戸田式咀嚼能力判定表．山本為之先生考案の「山本式総義歯咀嚼能率判定表」を参考に，作成したもの．患者の診察時に使用することで，患者の咀嚼能力レベルが窺い知れ，また新・旧義歯の機能レベルも比較できるため，あらゆる場面において活用できる．何が食べにくいかではなく，何をおいしく食べられるかを追求することが，重要である

■設計に関する歯科医師の指示・指定

　私は，情報の伝達・管理を円滑に行えるよう，歯科医師が記入しやすく，かつ歯科技工士も読みやすいオリジナルの技工指示書を考案・作成した（p.11，図7参照）．だが「百聞は一見にしかず」の言葉通り，症例によっては紙面から得る情報では足りない場合もある（図3～5）．

　義歯設計の際には，患者の顔貌および口腔内の写真や旧義歯模型といった資料を提供してほしい．場合によっては歯科技工士も治療計画に参加する必要性を感じている．

　たとえばパーシャルデンチャー製作の場合，まず気になるのは現存歯の状態だ．さらに，その歯が鉤歯や維持歯となる可能性があるならば，骨植や植立方向も設計にかかわってくる．現存歯の確認には口腔内写真や研究用模型のほか，X線写真も大いに参考となるため，歯科技工士も機会があれば歯科医師にX線写真の読み方を教わることをお勧めしたい．

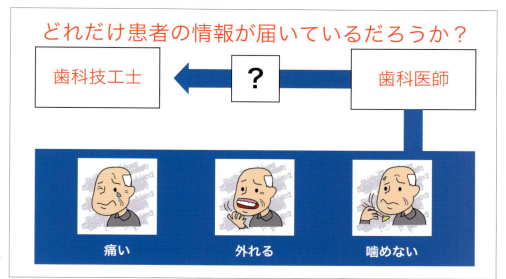

図3　模型からは見えない，患者の現実（松風パンフレットより改変）

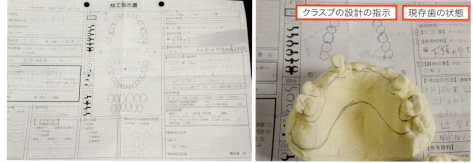

図4　技工指示書（平面的な指示）のみならず，模型にも患者の情報と設計への指示・指定を明記すべきである（立体的な指示）

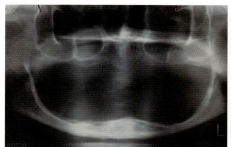
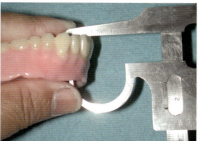
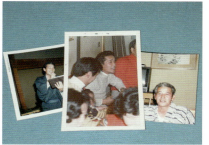

図5　X線写真や有歯顎時代の顔写真，旧義歯がある場合にはその模型や計測データなども，情報として設計に活用できる

1．チーム医療としての義歯製作　　7

■歯科技工士の理解力
(写真や模型から何を読み取るか)

設計の際に患者の顔貌および口腔内の写真やX線写真，旧義歯模型などがなぜ必要なのか，どう活かせるのか考えてみよう（表1）．

たとえば，新義歯製作の依頼を受けた時点で，患者の顔写真・旧義歯装着時の口腔内・義歯を装着していない口腔内，それぞれの写真を提供してもらえれば，設計の参考になるほか，新義歯完成時に旧義歯との比較ができる．また，咬合採得時や人工歯配列試適時も，その様子を写真として見せてもらうと，より生体をイメージしやすくなる．

これらの資料は"見ればわかる"という利点があるため，私は歯科医師に提供を頼んでいる．だが，肝心なのはこれらの資料から"何をどれだけ読み取れるか"であり，歯科技工士に正しい知識と理解力，情報活用力が備わっていなければ，歯科医師からのせっかくの資料は意味を成さなくなってしまう．

図6は歯科医師の許可を得たうえで，私が患者の顔貌・口腔内の写真を撮影している様子である．

表1　写真や模型の活用術

顔写真	正面観では骨格や顔の各パーツの位置関係を，側方面観ではエステティックラインや口元の状態を確認できる
口腔内写真，旧義歯写真	現存歯の有無と現状を確認できる，顎堤や粘膜の形状を確認できる，口腔内の異常や旧義歯の状態を確認できる
新・旧義歯装着時の顔写真，口腔内写真	新義歯装着時の比較対象として活用できる．また新義歯装着時の患者の笑顔の写真は，術者にとって大きな励みとなる
咬合採得時，人工歯配列試適時の写真	人工歯選択，人工歯配列の際に非常に役立つ，生体と義歯との調和を図る
X線写真	骨の大きさや厚み，形状，顎関節の状態を確認できる．特に骨は，厚い／薄いの個人差に応じて，適切な義歯床の形状や厚みを決定する際の参考になる．パーシャルデンチャーの場合には，歯槽骨や現存歯の状態を確認できるため，設計に役立つ
模型，補綴物の写真	模型や補綴物の作業工程を記録・管理することで，義歯製作後の対応に活用できる

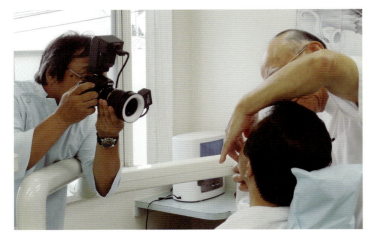

図6　患者を撮影している様子

Column 1 歯科写真活用術

　デジタル写真が歯科医師と歯科技工士の情報伝達ツールとして活用されるようになって久しい．情報伝達ツールとしてのデジタル写真の最大の利点は，メールやSNSなどを利用すれば，歯科技工士が診療の現場に立ち会わずとも情報を共有できる点だろう．共有したデータは時系列や症例別にまとめて管理しておくのが望ましい．「歯撮くんPlus（ACUA SYSTEM）」など，歯科写真管理のために開発された専用ソフトもあり，このソフトでは写真の加工なども容易に行うことができる．写真の活用法はさまざまにある**（図a～c，症例写真は菅野京子先生のご協力による）**．

　また，患者の顔貌や口腔内などを歯科医師が撮影するのと同様に，歯科技工士も自らの製作した補綴物の写真を撮影・管理する必要があると私は考えている．これらの写真を両者で共有・管理すれば，補綴物を再製・修理する場合などに，再設計や材料選択の時短につながるという利点がある．また歯科医師にとっても，患者に治療説明を行う際に口頭説明に加えて現状を視覚的に訴えることで，患者の理解度をより高められ，治療内容に納得を得られやすいという利点があるのではないだろうか．

　近年，以前にも増して手軽に写真や動画のデータを共有できるようになってきたが，生体の複雑な色調をより正確に撮影するためには，相応のカメラ機材と，カラーバランスを理解した高度な撮影テクニックが必要であろう．また，アングルの大きさを統一するには規格写真（被写体との距離の設定）も欠かせない．

　今日，歯科写真の撮影は歯科衛生士や歯科助手の仕事になりつつあるが，カメラの選択や口腔内写真を撮る際のミラーテクニックや補綴物を接写する際のライティングテクニックなど，"どこを・どう撮るか"の知識と技術を学ぶ必要があるだろう．

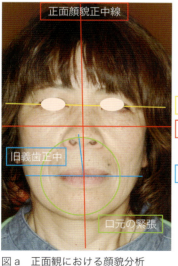

図a　正面観における顔貌分析

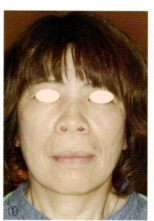

図b　顔貌の比較．①術前，②術後

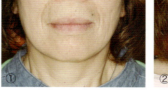

図c　咬合平面と正中（口腔内の術前・術後比較）．①義歯を装着しない口腔内，②旧義歯装着時，③新義歯装着時

1．チーム医療としての義歯製作

3. わかりやすい技工指示書

技工指示書とは

歯科技工士にとって欠かせない情報源の1つに，技工指示書がある．技工指示書とは，歯科医師が，義歯やその他の技工物の製作を外部の歯科技工所に委託する際に提出する書類であり，患者氏名，設計，製作方法，使用材料などが記載されている．歯科技工士からすると「どういう技工物を，どのような製作法で，どの材料を使ってつくるのか」という基本情報や指示を，歯科医師とすり合わせるためのツールといえる．

なお，歯科技工士法第4章18条で「歯科医師又は歯科技工士は、厚生労働省令で定める事項を記載した歯科医師の指示書によらなければ、業として歯科技工を行つてはならない。ただし、病院又は診療所内の場所において、かつ、患者の治療を担当する歯科医師の直接の指示に基いて行う場合は、この限りでない」とされている．また，第19条では「病院、診療所又は歯科技工所の管理者は、当該病院、診療所又は歯科技工所で行われた歯科技工に係る前条の指示書を、当該歯科技工が終了した日から起算して2年間、保存しなければならない」とされており，第6章32条では，第18条，19条ともに規定に違反した者は30万円以下の罰金に処するという罰則が規定されている．

戸田式技工指示書

図7は，私が考案した「戸田式技工指示書」である．当然ながら，現行法規で定められている必要事項は全て，この技工指示書にも記載欄を設けてある．

■戸田式技工指示書の特徴
1．製作する技工物の指示・設計・情報は明確に

歯科医師が短時間で書き込めて歯科技工士も確認しやすいよう，技工物の指示は選択式にしてある．また設計やデザインに関する指示も，一般的なクラスプなどはイラストから選択できるよう工夫した．

まず，どういう技工物をつくるか「製作物指示」欄で選択し，次に，①設計，②トレー，③使用金属，④基礎床，⑤咬合堤・旧義歯，⑥咬合器，⑦顆路角・切歯路角傾斜度，⑧人工歯，⑨床用材料，⑩最終印象，のうち必要な項目欄にのみ情報や指示を書き込むつくりになっている．

2．参考資料・添付資料・特記事項欄を設定

患者の既往歴や全身疾患の有無，顔形および上下顎前歯のサイズ，技工指示書以外の添付資料の有無など最低限確認しておきたい情報は，度々歯科医師に問い合わせずに済むよう，選択式の記載欄を設けた．

3．歯科医師との連絡時間，連絡手段の指定に

もし技工指示書に漏れがあった場合は，歯科医師に問い合わせて自分で情報を書き込まなければならない（自分で情報を追記する際は，文字色を変えて書き込むと情報整理しやすい）．あらかじめ，連絡時間や連絡手段を指定してもらうことで，必要なときに確実に対応してもらえるだろう．

4．管理しやすいサイズ

B5サイズで作成することで書類を管理しやすく，また，義歯以外の歯冠修復物（インレー，クラウン，ポーセレンなど）の製作時にも，1枚の技工指示書で済むようにした．

図7　戸田式技工指示書（©株式会社アイズ・プロダクツ）
　　＊本書への掲載にあたり，株式会社アイズ・プロダクツ販売の「戸田式技工指示書」を改変してあります．本書購入の方はコピー
　　して，そのままお使いいただいて結構です

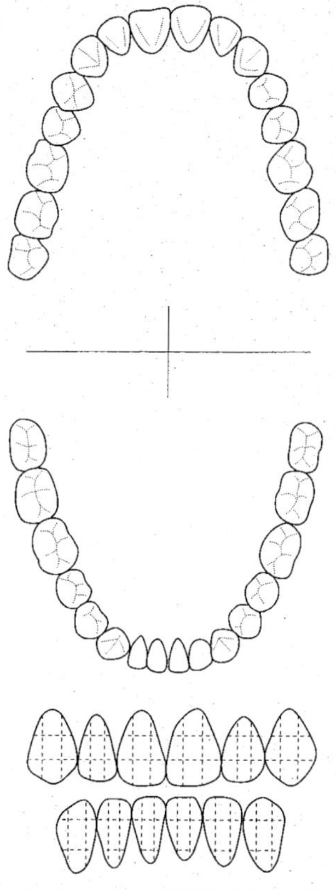

1. チーム医療としての義歯製作　11

Chapter 2
模型製作・義歯設計

1. 診査・診断・治療計画

診査・診断 (酒井勝衞)

■総義歯を製作する前に

医療行為とは通常，病名が決定し「疾患」として認識されている状態に対して行われるものである．

たとえば，歯科の二大感染性疾患である「齲蝕」「歯周病」は病名・病態が確立されており，それを基盤として術式が考えられ，処置および調薬が行われている．それにひきかえ，後天的に全ての歯を失った患者に対して用いられる「無歯顎」という言葉は，単なる状態の呼び名という印象が強くはないだろうか．

総義歯製作や補綴学に関する数多の文献を読めど，「診査」「診断」という項目はあっても，患者が歯の喪失に至った経緯・所以を明確な病名を出して記載しているものは，ほぼない．しかし，後天的な歯の喪失にあえて「全歯牙喪失病」のような病名をつけて考え，状態ではなく確固たる「疾患」として認識することで術者の意識は変わり，そして解剖学・病理学・理工学・生理学・物理学の専門知識を生かして義歯製作に臨むことで，より患者満足度の高い，生命を吹き込まれた人工臓器となる総義歯が提供できるはずである．

■歯の喪失の原因

多くの場合，感染症である齲蝕や歯周病によって歯が失われるが，その他の外傷，腫瘍，栄養障害などによっても歯の喪失は起こり得る．また，インプラント埋入を目的に早期に抜歯され，結果的にインプラントに満足できないまま，医原性の歯の喪失に至る患者もいる．

■問　診

初診時に，義歯の使用経験の有無を確認する．架工義歯を使用したのち無歯顎になった患者（有床義歯の使用経験はない）と，局部的な有床義歯を使用したのち無歯顎になった患者とでは，総義歯に対する感受性が異なるからだ．また，現在も義歯を使用している患者が新義歯製作を希望するのは，使用中の義歯（旧義歯）に何らかの不満を抱えているからであり，旧義歯の問題点と新義歯への要望を詳細に聴取して，新義歯製作に取り組む必要がある．なお，患者の了解を得られれば，旧義歯の写真や印象をとっておくとよい．また，削合などの技工操作を旧義歯に施す場合も，患者の了解を得る必要がある．

■視　診

主な視診部位を図1に示す．

■触　診

医師が患者の胸や背中を手指で打診し，聴診器を当てるのと同様，歯科医師が患者の口腔内を触診することは，これから製作する義歯が口腔内で安定的に機能するか否かの難易性を判定するという観点から，最も重要な工程であるといえる（図2）．ミラーまたは手指で口角部を軽く引き上げ，口唇（口輪筋）の柔軟性を調べ，また大きく開口できるかを診る．

顎関節部では，左右の人差し指を顎関節部に当て開口・閉口を何回か繰り返させ，顎関節がスムーズに動いているか確認する．ヒトの顎関節は蝶番運動を含む開閉運動，前方運動，側方運動をそれぞれ単独的にも複合的にも行うことができる．ここでは下顎の偏位，開閉時のクリック音，疼痛などの有無を調べる．

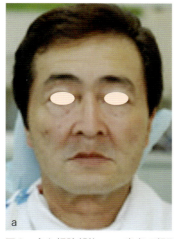
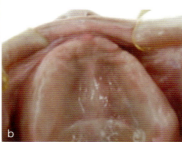
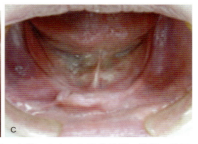

図1　主な視診部位．a：患者の顔形・顔色，b：上顎（顎堤の大きさや形態，小帯の大きさと付着位置，粘膜の被圧変位量，フラビーガムの有無など），c：下顎（顎堤の大きさや形態，小帯の大きさと付着位置，粘膜の被圧変位量，舌下部と口腔前庭など），その他，舌，可動組織の状態と可動範囲，旧義歯による影響，唾液の質と量，オーラルディスキネジアの有無などを診査する

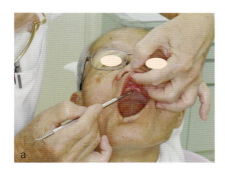
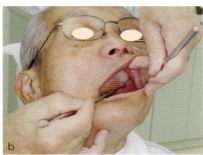
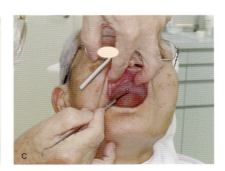
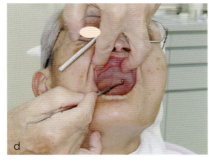
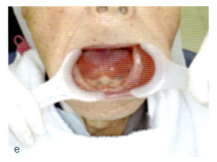

図2　主な触診部位．a：上顎歯槽部（前歯），b：上顎歯槽部（臼歯），c：口蓋部・正中部・後縁部・頬側部・上顎結節部，d：硬軟境界部（ポストダム設定部），および嘔吐中枢の範囲とその程度，e：舌の大きさと形状と舌小帯を確認．また，下顎では歯槽部（前歯・臼歯）・舌下ヒダ部・オトガイ神経の開口部・外斜線・レトロモラーパッド・舌下腺窩部・顎舌骨筋線部などの部位を手指で圧力を加え，粘膜の厚みや適度な骨の添窩が，新義歯の安定に役立つか，咬合圧に耐え得るか，疼痛を与えないかなどを探る

■ X線写真診査（パノラマX線写真撮影）

総義歯製作では，骨の診査が欠かせない．①骨粗鬆症を代表とする代謝性骨疾患や骨腫瘍の有無，②歯槽骨の左右の吸収状態，骨鋭縁，高度に吸収した下顎歯槽骨での下顎管の走行，オトガイ孔が歯槽骨上縁に近接していないか，③埋伏歯の有無，④顎関節部などを診査する．特に顎関節部の読像は，噛み癖（片側噛み）の判断に役立つ．たとえば右噛みの患者は比較的，右側の顆頭の位置が関節窩内に留まり，左側の顆頭は関節窩内で右側に偏る傾向にある．

■ インフォームドコンセント

総義歯製作では，インフォームドコンセントも重要である．現在の医療現場ではいかなる場合も，医師の説明に対する患者の同意を得なければならない．新義歯の特徴や改良点，治療計画，治療期間，使用材料，費用，さらに患者の治療後の有利性まで十分に患者に理解してもらえるよう，書面を作成して契約を行うことが望ましい．

概形印象採得

概形印象採得に際しては，歯の喪失原因を知っておくことが重要である．なぜなら，齲蝕によって歯を喪失した場合と歯周病によって歯を喪失した場合とでは，顎堤や口腔内の状態が異なるからだ（図3, 4）．

齲蝕が原因で年齢的に早期に抜歯された場合は抜歯窩壁は緻密皮質骨に被覆されているため，顎堤吸収が少なく，義歯の機能圧にも耐えられる（単純な印象をもとに義歯を製作しても，良好な予後を得られやすい）．

歯周病が原因の場合は歯肉の退縮期に抜歯されることが多い．また固有歯槽骨は病的に破壊されて骨鋭縁が現れ，義歯の機能圧により顎堤吸収しやすくなる．特に，下顎では難症例になりやすいため対応に慎重を要する．

概形印象は既製トレーを使用して採得するが，患者の上下の顎堤の大きさを測定し，トレーのサイズを決定する（図5）．概形印象採得時の注意点を表1に，採得した概形印象を図6に示す．

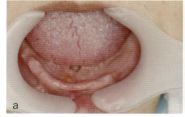 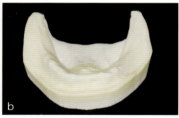 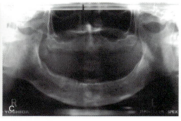

図3　齲蝕で歯を喪失した患者．a：口腔内所見，b：研究用模型，c：パノラマX線写真

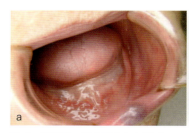 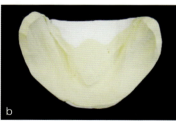 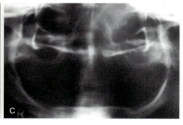

図4　歯周病で歯を喪失した患者．a：口腔内所見，b：研究用模型，c：パノラマX線写真

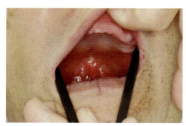 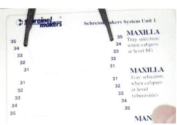 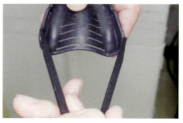

図5　概形印象採得の様子．上下顎の大きさを測定して既製トレーのサイズを決定する

表1　概形印象採得時の注意点

- 患者の姿勢
- トレーへの印象材の盛り方・量・柔らかさ
- 解剖学的ランドマークは全て採得する
- 上顎の印象採得時に，患者の嘔吐反応を確認
- 下顎の印象採得時に，舌の動きを確認

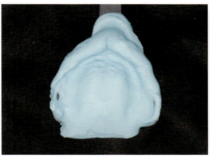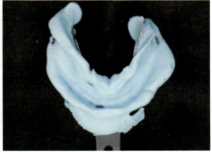

図6　採得した概形印象

（酒井勝衞）

研究用模型製作

　研究用模型（診断用模型）とは，歯科医師が概形印象に石膏を注入して製作する模型を指す．歯科技工士は，技工指示書や研究用模型を見ながら歯科医師と治療計画を立て，設計に関する指示，使用器材の指定，患者の生体情報や意見・要望などを受けて作業に取りかかる．個人トレー製作に研究用模型を使用する場合，精密印象採得時の印象法の指定・スペーサーの有無・トレー外形などの条件は，作業用模型製作と密接にかかわり，ひいては義歯の完成度にも影響を及ぼすため，歯科医師の指示が欠かせない．

■研究用模型から何を読むか

1．生体情報（図7）：歯科医師の診断により，研究用模型に記入すべき生体情報を確認し，解剖学的ランドマークを明記することで，口腔内の環境・状況を歯科技工士も認識できる．

2．旧義歯・仮義歯の情報（図8）：旧義歯や仮義歯の外形や材質，計測したデータなどの情報があれば，設計の参考となる（技工指示書に記入）．

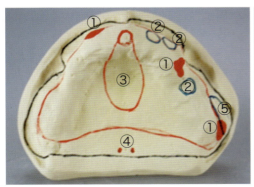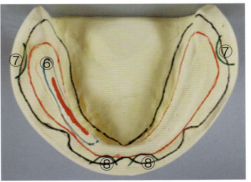

図7　研究用模型に記入された，生体情報．赤線：旧義歯の床外形線，黒線：個人トレー外形線．①疼痛点，②抜歯窩，③口蓋リリーフ，④口蓋小窩，⑤骨膨隆，⑥骨鋭縁，⑦咬筋部，⑧オトガイ筋部，など

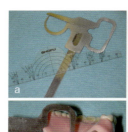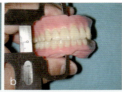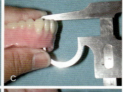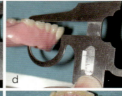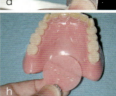

図8 旧義歯のデータを計測し，設計の参考とする．a：デンタルメジャー（松風）と補綴ノギス（YDM），b：前歯上下顎間距離，c：上顎前歯部の高径，d：上顎臼歯部の高径，e：義歯床の厚み，f：上顎前歯配列横径，g：上顎前歯モールド・シェード，h：レジン床のシェード

個人トレー製作

精度の高い印象採得を行うには，個人トレーが必要である．個人トレーは，印象法や印象材などに関する歯科医師の指示を受けて設計する．印象材の種類やトレーの厚み・サイズ，把柄の位置・形状などは症例ごとに異なるうえ歯科医師の好みもあるため，以下に記すものはあくまで一例に過ぎない．

■トレー選択

トレーの形状，印象材を盛りつけるスペース，辺縁の長さ・厚み，フレーム強度などは，歯科医師がどういう印象を望んでいるか，どういう印象材を使用するかによって異なる．また，印象法は症例の特徴や目的とする印象に応じて最も適した方法が選択され，それに伴いトレーの穴の有無などの条件も変わってくるため，個人トレー製作に関する指示は，詳細に歯科医師に確認すべきである．

加圧的・部分加圧的・無圧的，の各印象法において使用される印象材と，各トレーの製作法は，次の通りである．

1．加圧的印象用トレー（シリコーン印象材を用いて加圧的に印象をとる際に，使用されるトレー，図9）

口腔粘膜を押し潰すように印象採得するため，主に骨の形状の印象をとりたい症例で選択されることが多い．そのため加圧的印象用トレーは，被圧変位量（口腔粘膜の圧縮量）の多い症例や，金属床義歯製作などの印象採得に選択されることが多い．研究用模型のアンダーカットを修正し，リリーフを付与してトレーレジンをフィットさせる．トレー外形は歯科医師の指示に従って決定する．トレーは印象時の加圧に耐えられ，容易に変形しない厚み（通常3mm程度）にし，基本的に穴は空けない．

2．部分加圧的印象用トレー（顎堤粘膜の変化に伴い，被圧変位量が多くなった症例の印象採得時に，使用されるトレー，図10）

たとえば，前歯部の浮動性粘膜の状態が悪い場合（フラビーガムなど）に，歯科医師から「前歯部には圧を加えず，臼歯部と後方にのみ圧を加えて印象をとりたい」といった要望を出されることがある．このように，任意の箇所に部分的に加圧して印象採得したい場合に，このトレーが使用される．研究用模型のアンダーカットを修正してリリーフを付与し，無圧的にする部分を顎堤の状態に応じた厚みのパラフィンワックス（通常2枚程度＝2，3mm程度）で覆う．その上からトレーをつくり，無圧的にする部分にのみ穴を空ける．この穴が大きすぎると印象材が垂れ，粘膜との間に空間ができて研究用模型上に凸出した形状になるため，穴の大きさの指定が必要である．

3．無圧的印象用トレー（アルジネート印象材を用いて無圧的に印象をとる際に，使用されるトレー，図11）

比較的，被圧変位量が少なく顎堤が安定している症例で，主に口腔粘膜の印象をとりたい場合に選択されることが多い．研究用模型にトレー外形を記入し，スペーサーとして印象材の厚みの分だけパラフィンワックスを均等な厚み（通常2枚程度＝2，3mm程度）にならし，圧接する．その上から，印象採得時も容易に変形しない厚み（通常3mm程度）のトレーレジンを圧接し，把柄を付与する．無圧的アルジネート印象用トレーでは，圧が十分抜けきるようトレーに穴（約1.5～2.0mm）を空ける．穴の数は多いほどよいが，強度を落とさないよう適切な数を考えなければならない．また印象材の剥離を防ぐため，穴は印象材が抜けないロート状にする必要がある．なお，シリコーン印象材でも無圧的印象は可能である．

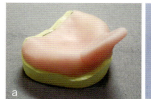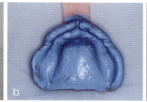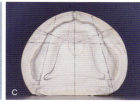

図9　加圧的印象用トレー．a：完成したトレー，b：印象面，c：作業用模型

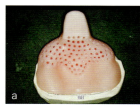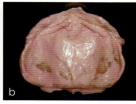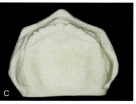

図10　部分加圧的印象用トレー．スペーサー部分に穴を空けるのがポイントである．
a：完成したトレー，b：印象面，c：作業用模型

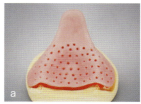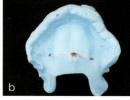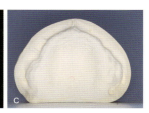

図11　無圧的印象用トレー．a：完成したトレー，b：印象面，c：作業用模型

■把柄の付与

　基本条件として，印象採得時のトレー着脱の際，トレーを変形させないこと，口腔周囲の可動部を妨げないこと（口角を開かない幅，口唇に当たらない角度・長さ），歯科医師が扱いやすい形状であること，などが挙げられる．また歯科医師の手の大きさや力加減，採得技術には個人差があるため，それらを踏まえて適切な付与位置・形状・角度を考えなければならない．

　私は，上顎では把柄に60度前後の角度を与え，下顎では把柄に70度前後の角度を与え，かつ先端部が咬合平面に対して平行になるよう，緩やかなS字状に形成している（図12）．これは，把柄の付与位置・形状・角度に工夫してトレーを扱いやすくすることで，印象採得時の把柄による口唇の阻害を防止し，印象の精度向上とまた患者・歯科医師の負担軽減を考えてのことである（図13）．

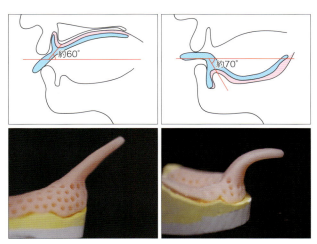

図12　把柄は適切な付与位置・形状・幅・長さ・厚みを考え，印象採得時に口唇に当たらないよう配慮する．平均的な前歯の角度を参考に，上顎には60度前後，下顎には70度前後の角度をつけて，把柄を付与する

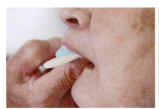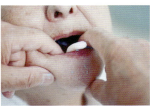

図13　口唇を阻害しない把柄の角度．印象採得時の歯科医師の手指の使い方にも注目してほしい

2. 精密印象

個人トレーによる精密印象採得 (酒井勝衞)

■注意点

　概形印象から得た生体の特徴や，解剖学的ランドマークが個人トレーにチェックされているか確認したのち，上下顎ともに口腔内に試適する．触診して顎堤粘膜下の状態を想像しつつ，印象材は顎堤形態の凹凸に合わせて均等な厚さに盛り，印象を採る（図14，15）．

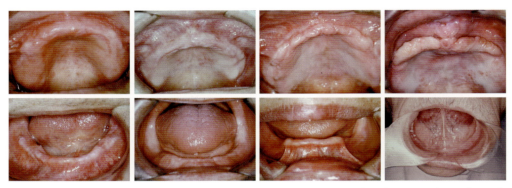

図14　さまざまな口腔内環境（河邊歯科医院での症例）．左から，良好，中程度，やや不良，不良の状態を示す

下顎臼歯部の断面図				
顎堤断面形態	U字形	やや偏平形	ピラミッド形	狭小形
粘膜の状態	均等	やや不均等	浮動状	病弱
印象法	無圧的	加圧的	部分加圧的	選択圧

図15　顎堤断面形態の診断と，各状態に適した印象法（河邊[1]より改変）

■上下顎の精密印象採得の手順

　上顎の精密印象採得の手順を図16に，下顎の精密印象採得の手順を図17に，採得した精密印象を図18にそれぞれ示す．

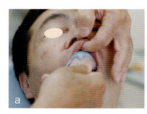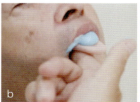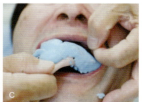

図16　個人トレーによる精密印象採得（上顎）．a：個人トレーを左右いずれかに傾けて口腔内に挿入し，把柄が正中部にきたところで，利き手を使って咽頭部後方より上前方に向けてゆっくりと押し上げる．もう一方の手で上唇を持ち上げ，軽くトレーに圧接する．b：利き手の人差し指で口蓋部を軽く圧接する．c：印象材が硬化したら把柄を掴み，もう一方の手で口角部を引きながらゆっくりと取り出す．このとき，上顎の顎堤と印象材の離れる際の吸着度が強いか否か見ておく（義歯の吸着の程度の判断材料となる）

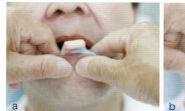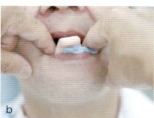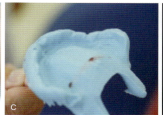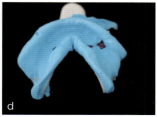

図17 個人トレーによる精密印象採得（下顎）．a：利き手ではないほうの人差し指で，左右いずれかの口角部を引きながら個人トレーを傾けて挿入し，もう一方の口角部をトレーで押し広げるようにして，仮想咬合平面と平行になるようトレーを置く．左右均等に圧をかけて歯槽堤に圧接する．このとき，トレー唇側部が下唇と前歯歯槽堤の間に入り，下唇小帯・オトガイ筋付着部の印象が採れる．b：患者にゆっくり舌を持ち上げてもらう．このとき，舌小帯・舌下腺窩部・顎舌骨筋線部の印象が採れる．印象材が硬化するまで左右の人差し指で歯槽頂部を圧接する．硬化が認められたらゆっくりとトレーを取り出す．トレー上縁を仮想咬合平面と平行にさせてまっすぐに下ろすのは，斜めになるといずれかの歯槽堤が圧迫され，顎堤粘膜が静止した状態で印象を採れないためである．c：上下顎で印象材の硬さを変えている．アルジネート印象材を使用する場合，上顎は義歯床の接着面積が広いため，やや柔らかめにする．d：下顎は通常の硬さで印象を採る．精密印象採得時は可動組織の動きは意識せず，顎堤粘膜下の歯槽堤の形状を思い描き，義歯の維持力を歯槽骨に求めるようなイメージで印象を採る

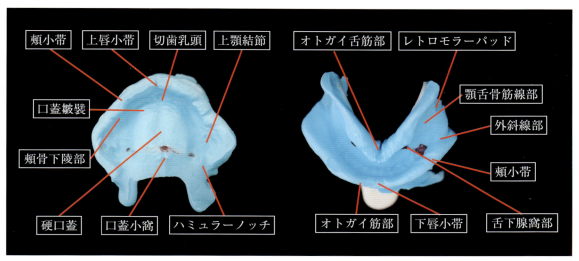

図18 アルジネート精密印象

（酒井勝衞）

■作業用模型製作

アルジネート印象材で印象採得した場合，変形しないよう15分以内に石膏を流す必要がある．義歯製作は硬石膏を標準と考える．硬化膨張の数値は義歯完成までトータルで考え，選択することが重要である．作業用模型は少し大きめの0.20～0.25％前後の膨張率を有する硬石膏を選択する（私は，ニュープラストーンⅡ：株式会社GCを使用している）．石膏を流す際の注意として，適正な混水比で真空攪拌し，微振動を与えながら印象面の片側から気泡が混入しないよう押し出すように流す．

石膏硬化後，模型に台座をつけ，解剖学的ランドマークを落とさないように辺縁をトリミングする．作業用模型は歯科技工士にとってまさに"命"といえる．

3. 作業用模型への設計

解剖学的ランドマーク

■ 模型から口腔内をイメージする

　模型は"患者の口腔内を映す鏡"であり，義歯製作では模型から生体をイメージすることが求められる．設計の際は，可動組織の存在，粘膜の厚みや被圧変位量は部位によって差があること，骨の形状は1人ひとり異なることなどを模型を介して認識し，そのような複雑な環境下で，どうすれば義歯の維持安定を保て，生体に調和させられるかまで想像できれば，なおよい．

　それには，解剖学の見地から生体を理解し（図19），咀嚼・嚥下・発音などの機能について意識を高く持つ必要がある[※1]．

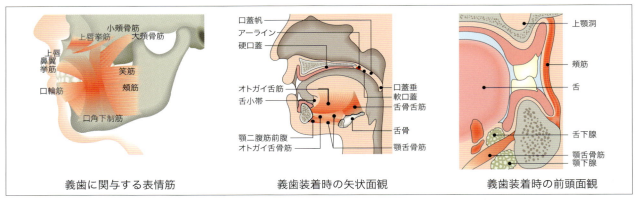

図19　模型から読みにくい，義歯の維持安定に関与する生体（左図は渡邊ら[2]，中央・右図は小出ら[3]よりそれぞれ改変）

■ 上下顎模型から読む，解剖学的ランドマーク（図20，21）

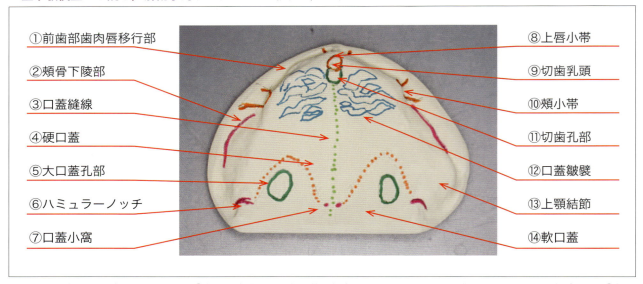

図20　上顎模型から読む生体の指標．①前歯部歯肉唇移行部：前歯部歯肉から口唇へ移行する境界にある，丸みを帯びた溝．②頬骨下陵部：頬骨突起より下端にある隆線．③口蓋縫線：口蓋粘膜中央を縦走する線．④硬口蓋：（口蓋正中縫合部）：口蓋の中央付近の骨豊隆．粘膜が薄い症例では，義歯床沈下に伴う支点となりやすい．また疼痛や義歯の破折を起こしやすい部位でもあるため，リリーフを付与する．⑤大口蓋孔部：上顎第二大臼歯の遠心舌側で，神経や動脈が走る孔．⑥ハミュラーノッチ：蝶形骨の翼状突起と上顎結節の後面により形成される切痕．床縁決定の参考となる．⑦口蓋小窩：口蓋正中縫合部と横口蓋縫合の接する付近に位置する窩．硬口蓋から軟口蓋へ移行する境界の判断基準となり，上顎床後縁の位置決定の参考となる．⑧上唇小帯：上顎前歯正中に存在する．歯槽縁付近の骨から生じ，扇状に達して口唇の動きを制御する．口唇と連動するため，動きを妨げないよう床縁を調整する必要がある．⑨切歯乳頭：上顎切歯窩があり，刺激を避けるためリリーフを付与する．⑩頬小帯：口角部と連動して活発に動く組織．動きを妨げないよう床縁を調整する必要がある．⑪切歯孔部：中切歯舌側の正中部にある神経孔．⑫口蓋皺襞：舌と同様，咀嚼，嚥下，発音機能に影響を及ぼす．⑬上顎結節：上顎骨後縁の中央に位置する隆起．義歯の安定・維持力を高める．⑭軟口蓋：口蓋後方の可動性の筋と口蓋腺

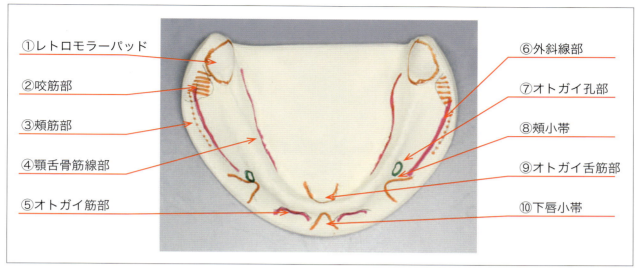

図21 下顎模型から読む生体の指標．①レトロモラーパッド：下顎最後臼歯後方の小さな膨隆．無歯顎症例でも変化しにくい部位であるため床後縁や仮想咬合平面の決定に役立ち、また義歯床で被覆することで義歯を安定させる．②咬筋部：開口時に関与する．③頬筋部：大臼歯の頬側歯根部付近に位置し、翼突下顎縫線から伸びた筋．咀嚼時に影響する．④顎舌骨筋線部：顎舌骨筋の起始部であり、下顎義歯の安定に関与する骨線．顎舌骨筋が柔軟であれば床縁で覆えるが、不可能な症例もある．⑤オトガイ筋部：表情筋に属する口裂周囲の筋の付着部．下顎前歯部床縁に影響を及ぼす．⑥外斜線部：下顎枝前縁から下前方へと下顎体に移行する外側面に位置する骨隆線．⑦オトガイ孔部：血管、神経孔．下顎頬側にあり、歯槽骨の吸収に伴って露出してくる．刺激するとしびれや疼痛を招く．⑧頬小帯：口角部と連動して活発に動く組織．動きを妨げないよう床縁を調整する必要がある．⑨オトガイ舌筋部：下顎骨のオトガイ棘上部から起こり、舌尖から舌背にいたり、舌背近くで停止する筋．⑩下唇小帯：下顎前歯正中に存在する．歯槽縁付近の骨から生じ、扇状に達して口唇の動きを制御する．口唇と連動するため、動きを妨げないよう床縁を調整する必要がある

義歯設計の基準点

■設計の指標となる、基準点の記入

義歯の設計を進めるうえで、まず記入すべきなのが「義歯設計の基準点」である（以後は「基準点」とする）．本書でいう基準点とは解剖学的ランドマークから見出す設計のポイントであり、「かつて天然歯があったであろう」位置を示す仮想点を意味する．

基準点は、患者の口腔内の可動組織・粘膜・顎堤・骨・筋などの状態を把握したうえで記入するのが最も好ましく[※2]、歯科医師が口腔内を診察したのちに模型に記入するのが理想的といえる．歯科技工士は、この基準点を指標とすることで、かつての天然歯列に近似した基準線（設計基準線、p.25参照）を容易に導き出すことができ[※3]、咬合床製作や咬合採得、人工歯選択・人工歯配列にも利用できる．

基準点は上顎・下顎ともに8点ずつある（図22）．

■上顎の基準点8点

・切歯乳頭頂

・口蓋小窩中間点

・上顎犬歯遠心点（左右）：もとあった犬歯の、おおよその位置．わかりにくい場合は、臼後結節頂より約30mm前方付近（平均的な4臼歯分）を目安にする[※4]．

・上顎第一小臼歯遠心点（左右）：犬歯遠心点より小臼歯1歯分、遠心に位置する．

・上顎結節頂（左右）

私は、上記8点のほかに上顎配列限界点（左右）を模型に記入している．上顎配列限界点とは、歯肉頬移行部最深部（図23、緑点）と犬歯遠心点の3.5mm唇側点（図23、青点）とを結んだ延長線上に位置する仮想点を指す（図23、赤点）．上顎臼歯は、頬側の限界を超えて配列すると、咬合時に義歯床の転覆・破折を招くため、それを避けるべく上顎臼歯の頬側の配列限界を見きわめるために、記入している．

※1 たとえば、咀嚼には主に4つの咀嚼筋（咬筋、側頭筋、内側翼突筋、外側翼突筋）が関与しているが、実際には咀嚼筋以外にも、顎骨、顎関節、歯周組織、舌など、あらゆる器官（咀嚼系）が連動して咀嚼を行う仕組みとなっている．このように、ある動作において直接的に働く筋以外にも、間接的に連関する筋や器官が存在することを忘れてはならない．
※2 とりわけ、経年変化に伴う顎堤吸収量や口腔底組織の状態に注意を払ってもらいたい．
※3 現存歯がある症例ならば、その歯の位置から基準点を割り出すこともできる．

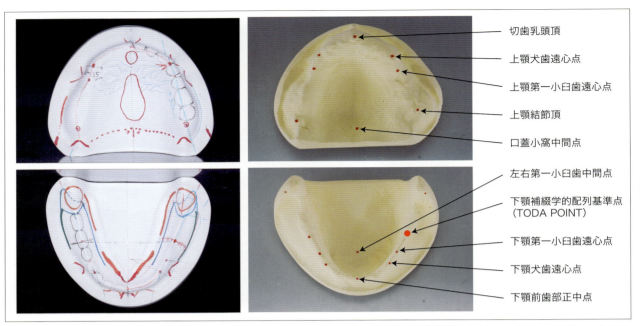

図22 模型に記入する基準点．TODA POINTを探すには，顎舌骨筋線と外斜線の位置を歯科医師が触診し，模型に記入してもらう必要がある

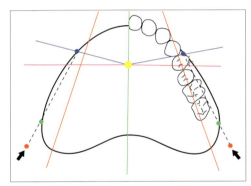

図23 上顎配列限界点（赤点）．歯肉頬移行部最深部（緑点）と，犬歯遠心点の3.5mm唇側点（青点）を結んだ延長線上に位置し，上顎臼歯の頬側の配列限界を見きわめるポイントとなる点

■ 下顎の基準点8点

・下顎前歯部正中点：舌小帯と下唇小帯を参考に決定する．
・下顎犬歯遠心点（左右）：もとあった犬歯の，おおよその位置．
・下顎第一小臼歯遠心点（左右）：犬歯遠心点より小臼歯1歯分，遠心に位置する．
・左右下顎第一小臼歯遠心点を結ぶ線の，中間点
・下顎補綴学的配列基準点（左右）：下顎骨上面から見た外斜線部（第一大臼歯近心部付近．図24，紫点）と顎舌骨筋線部（図24，橙点）のおおよその位置を探し出し，その2点を結んだ線（これを骨幅と考える）の中間点（図24，赤点）を「下顎補綴学的配列基準点（TODA POINT）」と称している

■ TODA POINT

TODA POINT（下顎補綴学的配列基準点）は後述する下顎配列基準線（A線）を決定するために記入する点であり，咬合床製作や人工歯配列の際に利用できる．顎堤は経年的に個々に異なる形状・度合いで歯槽骨が吸収し，それに伴って歯槽頂点の位置もさまざまに変化してくるものである．私は位置が一定でない歯槽頂を基準とするより，下顎骨幅の中央部を目安に人工歯配列をするほうが下顎義歯の安定が得やすいと考え，この点を活用している[※5]．人工歯配列時，下顎第一大臼歯の頬側咬頭内斜面がこの上に配列される．

なお，この歯と対合する上顎第一大臼歯の上方には，上顎頬側皮質骨で最も厚い頬骨下陵が存在することからも，TODA POINTは骨の解剖学的にも咬合の中心的となる点であるといえる（図25）．

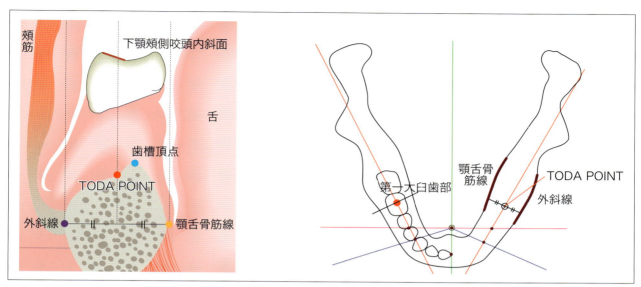

図24 TODA POINT と，下顎第一大臼歯部の頬舌的位置

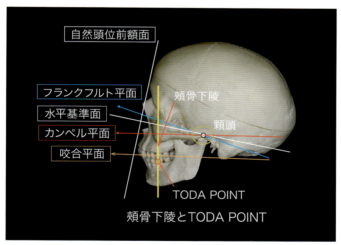

図25 基準平面と TODA POINT

※4 もとあった犬歯遠心点を探し出すことが重要である．
※5 この TODA POINT は，p.48「戸田式人工歯配列法」の要でもある．

Column 2　歯槽骨の経年変化

　歯を失うと，歯槽骨の吸収が伴う．吸収の結果どういう形状となるかは解剖学的に個人差があるが，経年的に変化していくものと予想される．骨の形状から上下顎ともに歯槽骨の高径が減少し，歯列弓は上顎では舌側に向けて小さくなる傾向を示すが，下顎は，下顎骨の形状から歯列弓の変化は少ない．義歯製作時に歯を失った条件や年齢などから経年的な変化に対応しつつ，設計を考えなければならない（戸田式人工歯配列法は，この歯槽骨の経年変化傾向をもとに考案している）．

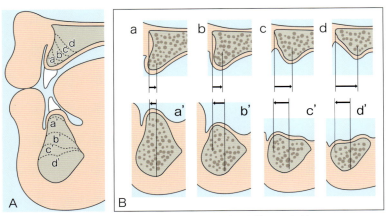

歯槽骨の吸収による，顎堤の経年的変化予想図（河邊[4]より改変）

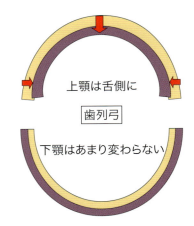

歯列弓の変化傾向．上顎の歯列弓は舌側に吸収する傾向を示すが，下顎の歯列弓はやや唇頬側に寄るが，変化が少ない

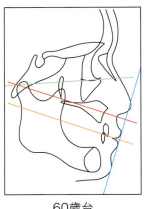
60歳台

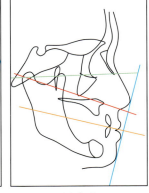
80歳台

60歳台患者と80歳台患者の20年後のセファログラム（頭部X線規格写真）のトレースの比較．骨の変化や各基準平面（咬合平面・カンペル平面・フランクフルト平面）の違いから，咬合平面や咬合高径の経年変化がわかる

設計基準線

■設計基準線の記入

私は，基準点をつなぐように引いた線を「義歯設計の基準線」と称している（以降は「設計基準線」とする，図26）．設計基準線は，咬合床製作や人工歯選択・人工歯配列において参考になるほか，咬合採得後に上下顎の位置関係を判断する際にも利用できる．

■上顎の設計基準線

・M線（Medium Line）：上顎模型正中線．切歯乳頭と口蓋小窩2点の中間点を結んだ線．

・A線（Arrangement Line）：配列基準線（左右）．犬歯遠心点と上顎結節頂を結んだ線．補綴学的歯槽頂線（歯槽骨の形状から求めた指標となる線）と同義である．

・B線（Bicuspid Line）：左右第一小臼歯遠心点結線．左右の第一小臼歯遠心点を結んだ線．

・C線（Canine Line）：左右犬歯遠心点結線．犬歯遠心点と，M線・B線の交差する点（X点）を結んだ線．

・上顎配列限界線：歯肉頬移行部最深部から，上顎配列限界点を結んだ仮想線．

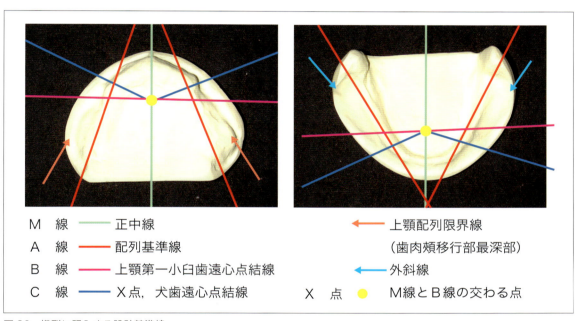

M	線	──	正中線
A	線	──	配列基準線
B	線	──	上顎第一小臼歯遠心点結線
C	線	──	X点，犬歯遠心点結線

← 上顎配列限界線（歯肉頬移行部最深部）
← 外斜線
X 点 ● M線とB線の交わる点

図26 模型に記入する設計基準線

■下顎の設計基準線

・M線：下顎模型正中線．下顎前歯正中点と，左右の第一小臼歯遠心点の中間点を結んだ延長線．

・A線：配列基準線（左右）．犬歯遠心点とTODA POINTを結んだ線．

・B線：左右第一小臼歯遠心点結線．左右の第一小臼歯遠心点を結んだ線．

・C線：左右犬歯遠心点結線．犬歯遠心点，M線，B線が交差する点（X点）を結んだ線．

■設計基準線の読み方・使い方（図27）

・M線：顎の左右を分ける線．模型を咬合器に装着した際，上下のM線の位置を確認することで，上下顎模型の位置関係を読むことができる．

・A線：下顎骨の，下顎体上面の骨幅の中間を示す線．歯槽頂という言葉にこだわらず"配列の基準"としたほうが理解しやすいと考え，私は「配列基準線」としている．下顎頬側咬頭内斜面が下顎のA線上にくるよう優先的に配列する．上顎のA線上に上顎舌側咬頭内斜面が並べば，理想的である．

・B線：左右の第一小臼歯遠心部（B）を結ぶことで，前歯歯列弓円弧の中心点（X点付近）を求められる．B線は，河邊清治先生の臨床経験から導き出された，日本人の平均的な前歯歯列弓を求めるための線[5, 6]である．平均的に，B線上にX点があると考えてよい．

・C線：人工歯選択および人工歯配列の際，前歯と臼

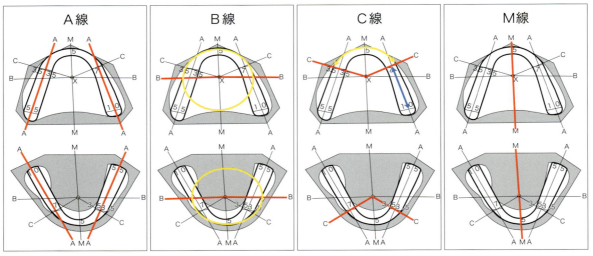

図27 各，設計基準線．A線（配列基準線），B線（前歯アーチを決定する線），C線（前歯と臼歯を分ける線．上段黄線：前歯配列横径，上段青線：臼歯片側4歯長径），M線（顎の左右を分ける線）

歯の境界地を見きわめる目安となる．
・上顎配列限界線：この線よりも頰側寄りに配列すると咬合時に義歯の安定性を欠くため，文字通り，配列が可能な領域の限界線として利用できる．

■設計基準線の引き方

定規を使い，咬合平面に対して水平に基準点をつなげるのが通法だが，マルチサベヤー（カンノ工業，Column3参照）を使用すると，正確でゆがみの少ない設計基準線を容易に引くことができる．

Column 3　マルチサベヤーとは

　マルチサベヤーは模型上の点・線・角度などの数値を正確に計測できる装置であり，私もその考案・製作に携わった．正確な計測値に基づいて設計を立てることで，義歯の精度向上に大いに役立てられる．
　マルチサベヤーには一般的なサベヤーのほぼ全ての機能が搭載されており，設計基準線の記入，アンダーカット量計測，アンダーカットの修正やブロックアウト，咬合平面の確認，義歯の着脱方向の確認，歯列の確認，着脱方向に基づくサベイラインの記入，平行性・垂直性を必要とする面の診断，コーヌスクローネやミリングデンチャー，ガイドプレーンの形成など，さまざまな場面に対応できる．さらに特徴的な機能として，8つの可動調節機構（8Motion＋α）と5つの計測器（5Measure＋α）があり，目的に応じてアタッチメントを交換して使い分けられるため，1台で多様に使用できる．

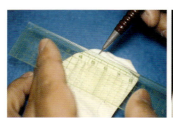
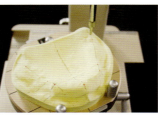

定規を用いて設計基準線を引くのが通法であるが，マルチサベヤーを使用すると咬合平面を均一に保持できるため，正確な設計基準線を引くことができる

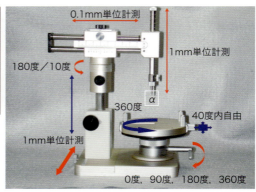

マルチサベヤーの機能．8Motion＋α，5Measure＋α

被圧変位量

個人差はあるが，義歯での咬合時の粘膜の沈下量は約 0.4～1.2mm 程度と予想される（図 28）．

粘膜の被圧変位量の仮想値を記す（図 29）．粘膜の厚みや被圧変位量は部位ごとに異なるため，被圧変位量に差が出る．リリーフによって粘膜の薄い部位に適度なスペースを設けることで被圧変位量のバランスを均等に保ち，顎堤粘膜や顎骨に伝わる咬合力を緩和させられるため，咬合圧による義歯床の沈下による疼痛や義歯床の破折を防ぐとともに，義歯の維持安定が見込める（図 30）．

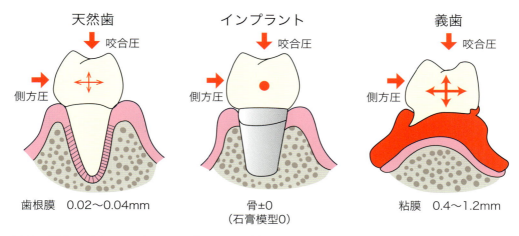

図 28 模型は圧をかけても沈下しないが，天然歯の歯根膜は側方圧や咬合圧をかけることで 0.02～0.04mm 可動する．さらに義歯の下の粘膜は約 0.4～1.2mm 可動する

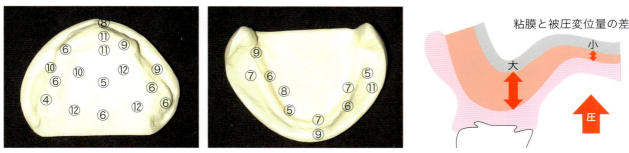

図 29 粘膜の被圧変位量の仮想値と，粘膜の被圧変位量の差（丸数字の単位は 0.1mm）．生体には，模型にはない弾性があることを忘れてはならない

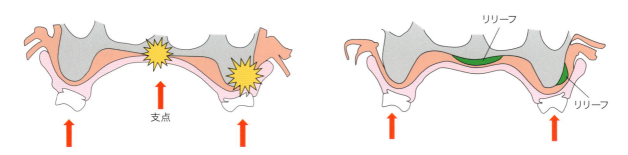

図 30 リリーフによって被圧変位量の差のバランスを均等に保ち，義歯床の早期接触による疼痛や義歯床の破折を防止できる（図は河邊[1]より改変）

リリーフ

疼痛点になりやすい神経孔である切歯孔・オトガイ孔・粘膜の薄い口蓋隆起・骨隆起・顎舌骨筋線・骨鋭縁のほか，フラビーガムなど義歯が影響を及ぼす可能性がある部位が，主なリリーフの適用部位である．そして義歯の安定を図るための被圧変位量のバランスをとるためである（図31，32）．

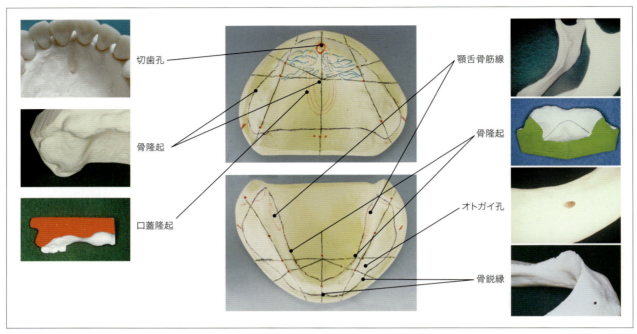

図31 リリーフの適用部位．なお，模型とリリーフ適用部位を表す写真は位置関係を表すためのものであり，同一症例ではない（写真・図は一部，河邊[1]より引用・改変）

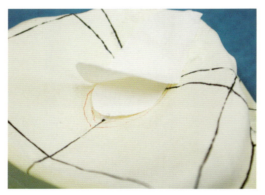

図32 口蓋隆起へのリリーフ．被圧変位量のバランスをとるため，粘膜の薄い口蓋部に約0.4～1.2mmの絆創膏を，厚みを調整して貼付する

28

床外形線（床概形線）

■床外形線と床概形線の違い

床外形線とは床縁の位置を決定づける線であり，義歯床の粘膜面と研磨面の境界部でもある[6]．

床縁部には厚みがあり，可動粘膜や筋があるため，歯科技工士が模型上で位置を決定するのは非常に難しい．歯科医師が口腔内を触診して床縁の位置を判断し，床外形線として模型に記入するのが最も合理的だが，ときには歯科技工士に床概形線の記入が託されることもある．そのような場合，私は模型から生体情報を読みつつ模型面のわずかな光沢差を探し出し，印象圧の加わっている部位と加わっていない部位の境界を見つけて，それを参考に床縁のおおよその位置を記入している[7]（図33）．本書では，歯科医師が口腔内を診察して決定する床縁の位置を実線としての「床外形線」，歯科技工士が模型上で予測して決定する床縁の位置を仮想線としての「床概形線」と呼び分ける．なお，以降の解説は，歯科技工士が床概形線を引く場合のものとする．

■床概形線の記入

上顎では上唇小帯・頬小帯・頬筋の可動域を避けて床概形線を引く．歯肉唇移行部は口輪筋の影響を受けるため，歯肉と口唇の境界部（歯肉唇移行部最深部）を探して線を引くとよい．症例にもよるが，床縁を上顎結節部の頬側まで延長させられれば，義歯は安定しやすい．

上顎床後縁は口蓋小窩を参考に，硬口蓋と軟口蓋の境界部付近に位置づける．上顎床口蓋部後縁を咽頭方向へ延長しすぎると，義歯の転覆や嘔吐反応を招きやすくなるため，歯科医師が触診によって適切な位置を判断し，模型に記入しなければならない．

下顎では下唇小帯・オトガイ筋・頬小帯・舌小帯の可動域を避けて床概形線を引き，レトロモラーパッドは辺縁を封鎖できるような形状とする．レトロモラーパッドの大部分は軟組織だが，後方部は可動組織である．レトロモラーパッドは辺縁封鎖のほか嚥下時に弁のような役割を果たし，義歯の維持安定に深く関与するため，床概形線は上顎との対合関係も考慮しつつレトロモラーパッド前縁1/2で引いておく．

また外斜線も，床縁を位置づけるポイントとなる．床概形線が外斜線を越えて頬側に広がりすぎていると，頬筋の影響を受けて義歯の安定性を欠くため，注意を要する．しかし，通常は外斜線の上に頬粘膜がせり出るようになっているため，歯科技工士にはその正確な位置は判断しにくい．また，軟組織である舌下腺窩部（症例によって深度に差がある）や骨の状況なども，歯科医師による触診に頼る以外はない．このように，位置や状態の正確な情報が必要な部位に関しては，歯科医師の指示が必須である．

顎堤状態が良好であれば，床縁が顎舌骨筋線の上方であっても義歯は安定する．歯槽骨の吸収が著しい症例では顎舌骨筋線下まで床縁を延長すれば，義歯は側方運動時にも安定しやすい．しかし，顎舌骨筋の可動により床縁の延長が困難な場合もあるため，歯科医師に確認をとって可能な限り延長し，後に歯科医師が口腔内で調整するという方法もある．

図34に，解剖学的ランドマークの記入から模型への設計までの，一連の流れを示す．

---

[6] 筋圧形成印象法で印象採得した症例では，床縁の形状をそのまま床外形線とすることもある．
[7] 歯科技工士が記入する床縁の位置は，あくまでおおむねの位置を表す仮想線（床概形線）である．

2. 模型製作・義歯設計 **29**

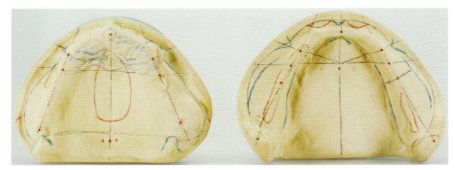

図33　設計後の模型

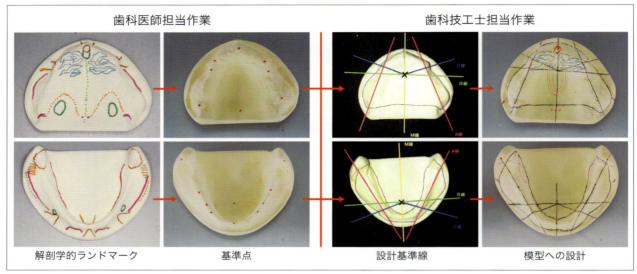

図34　模型への設計のステップ

Column 4　義歯の適合と唾液のもたらす効果（接着と吸着）

　義歯の維持安定に関しては，唾液も重要な要素である．模型と義歯をガラス板に置き換えて考てみた**(図)**．適合した2枚のガラス板に水を介在させると（①），表面張力がかかって接着する（②）．これと同様の現象が口腔内で起こり，義歯床と粘膜との間に唾液が介在することで，義歯が接着するのだ．また，濡れたガラス板に吸盤を押しつけると陰圧状態となって（③），押しつける指を離しても吸着力が持続する（④）のと同様に，密着状態の義歯床に咬合圧が加わることでさらに圧着され，粘膜の被圧縮による吸着を得られれば，義歯は容易には脱落しないはずである．この吸着力を得るためには，模型と義歯床粘膜面の高い適合精度が求められるが，適合できなければ義歯の吸着は得られない．

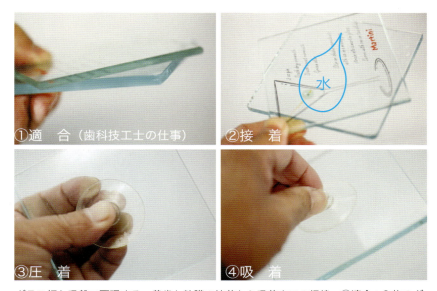

ガラス板と吸盤で再現する，義歯と粘膜の接着から吸着までの経緯．①適合：2枚のガラス板が重なった状態，②接着：ガラス板間に水を介在させると，表面張力が起こり接着する，③圧着：濡れたガラス板に吸盤を押しつけると圧着する，④吸着：ガラス板と吸盤は，吸着力によって容易には外れなくなる

【参考文献】
1）河邊清治：無歯顎の臨床−1．診断と印象．一世出版，東京，1985．
2）渡邊　誠ほか：目でみる顎口腔の世界．歯科技工別冊，医歯薬出版，1996．
3）小出　馨ほか：クリニカル・コンプリートデンチャー．歯科技工別冊，医歯薬出版，2000．
4）河邊清治：臨床総義歯学．永末書店，東京，1972．
5）饗庭格太郎：前歯配列の研究．日本補綴歯科学会誌，2巻1.2号，1958．
6）饗庭格太郎：前歯配列の研究．日本補綴歯科学会誌，3巻1.2号，1959

Chapter 3
基礎床・基準咬合床

1. 基礎床

基礎床とは

　基礎床とは，文字通り義歯床の基礎（ベース）となる部分である．

■材料選択

　基礎床の材料は，その特徴を把握したうえで選択する．たとえば，パラフィンワックスは扱いやすいが熱変形が顕著なため，基礎床にはあまり適さない．トレーレジンは硬度があり熱にも強いが，均等な厚みにならすのが難しい．熱可逆性のアクリルプレートは高硬度で熱変形も少なく，厚みも均等であるが，作業に時間がかかる．

　基礎床には，ワックス作業時に熱変形せず切削調整が容易にでき，口腔内で優れた安定性を発揮できる材料が適している．これを踏まえ，私は1.5mm厚の光重合型レジンベースプレート（ベースプレートLC：シージーケー株式会社）を推奨している．1.5mmという数値は，義歯床の強度を保てる必要最低限の厚みを示す．つまり，もし配列時に咬合床の厚みが足りず人工歯が基礎床まで達したとしても，1.5mm厚の基礎床があれば，義歯床の最低限の強度を保てるということだ．また，その後の措置として，人工歯の切削や再選択などを行えば，義歯床の強度をそれ以上に損なうことはないだろう．

■製作法（図1）

　設計後の模型を，着脱方向にアンダーカットがないようワックス修正する．次に，レジン分離材としてワセリンを薄く塗布し，その上から光重合型レジンプレートを貼付する．圧接時は，厚みが均等になるようならし，気泡や皺のないよう注意を払う．下顎床前歯部などの強度が懸念される場合は，レジンプレートを重ねて貼付し，厚みを増すとよい．

　基礎床概形をナイフで調整し，メーカー指定時間に従って光重合器で照射を行う．表面を照射し終えたら模型から基礎床を外し，裏面も同様に照射する．

　最後に，辺縁をなめらかに調整する（図2）．

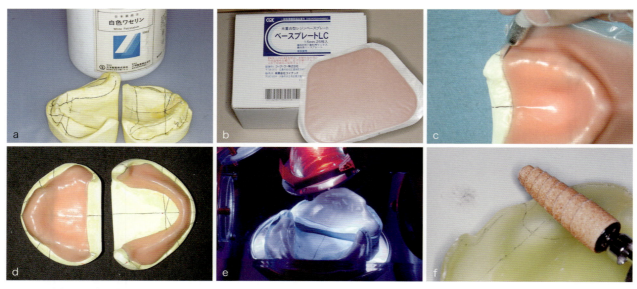

図1　光重合型レジンプレートでの，基礎床製作法．a：ワセリン塗布，b：光重合型レジンベースプレート，c：模型に圧接して基礎床概形を調整，d：圧接・辺縁調整（上下），e：照射，f：光重合後，辺縁研磨

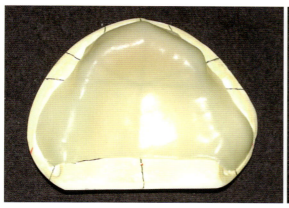
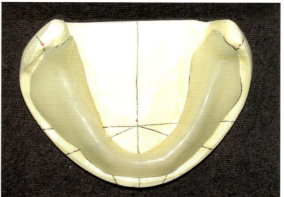

図2 完成した基礎床

2. 基準咬合床

基準咬合床製作

　基準咬合床とは，解剖学的ランドマークから導き出した設計基準線上に，日本人の平均的な天然歯の高径・幅径の計測値[1]に準じて設計・製作した咬合床をいう（図3）．

■上顎の設計
・前歯部高径：10mm．
・臼歯部高径：上顎結節頂から7mm．
・前歯部幅径：5mm．
・犬歯遠心部幅径：7mm．
・最後臼歯遠心部幅径：10mm．

■下顎の設計
・前歯部高径：10mm．
・臼歯部高径：レトロモラーパッド前縁1/2．
・前歯部幅径：5mm．
・犬歯遠心部幅径：7mm．
・最後臼歯遠心部幅径：10mm．

■前歯歯列弓の設計
　コンパスを使い，左右の犬歯遠心点の3.5mm唇側点とB線との距離が等間隔になる位置を探し出し，直線を引く．左右から引かれた直線の交差する位置が，前歯歯列弓の中心点となる（必ずしもX点と重なるとは限らない）．これを支点としてコンパスで描いたアーチが前歯歯列の唇側弓，唇側弓より5mm短い半径で描いたアーチが前歯歯列の舌側弓である（図4）．

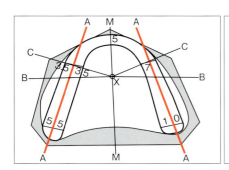
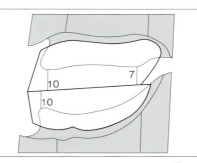
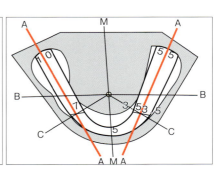

図3　基準咬合床製作の参考となる，日本人の平均的な高径・幅径の計測値（河邊[2]より改変）．高径は，上顎前歯部：10mm，上顎臼歯部：7mm，下顎前歯部：10mm，下顎臼歯部：レトロモラーパッド前縁1/2の高さ，幅径は，上顎前歯部：5mm，上顎犬歯遠心部：7mm，上顎最後臼歯遠心部：10mm，下顎前歯部5mm，下顎犬歯遠心部：7mm，下顎最後臼歯遠心部：10mm

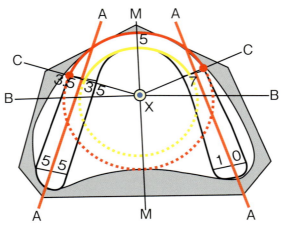

図4 前歯歯列弓の求め方. 左右の犬歯遠心点の3.5mm
唇側点（赤点）とB線との距離が等間隔になる位置（青点）
を探し出し，そこを支点としてコンパスで描くアーチが
前歯歯列の唇側弓（赤半円），唇側弓より5mm短い半
径で描くアーチが前歯歯列の舌側弓（黄半円）である

■製作法（図5）

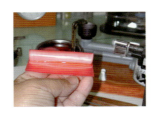

①パラフィンワックスをトーチで軟化させ，気泡が入らないよう注意してロール状に形成する．

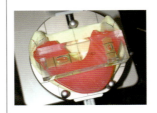

⑤高径が決定したら基礎床に固定し，サベヤーを利用して咬合平面を水平にセットする．

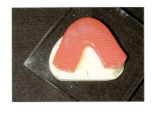

②ロール状のパラフィンワックスを模型の歯槽堤弓に合わせ，ガラス板で圧接する．

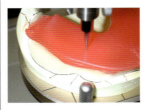

⑥模型に記入した基準点を合わせ，上下顎ともに8点ある基準点のうちA線上に存在する6点を，咬合平面にも記入する．

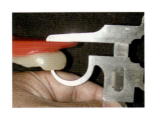

③ガラス板に分離材としてワセリンを塗布し，咬合平面を形成しながら高径を調節する．上顎では，前歯部高径は切歯乳頭部から10mm（写真は上顎前歯部の計測），臼歯部高径は上顎結節頂から7mm．下顎では，前歯部高径は中切歯部を10mm．

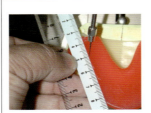

⑦基準点6点をもとに，A線，B線，C線を記入する．ここでは，M線は記入しない（写真はA線の記入）．次に，幅径を記入する．上下顎ともに，前歯部幅径は5mm，犬歯遠心部幅径は7mm，最後臼歯遠心部幅径は10mm．最後臼歯遠心部には頰舌線も引く．

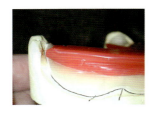

④下顎臼歯部高径は，レトロモラーパッド前縁1/2に揃える．

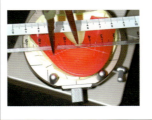

⑧左右の犬歯遠心点の3.5mm唇側点とB線との距離が等間隔になる位置をコンパスで探し出し，そこを支点としてアーチを描き，前歯歯列の唇側弓とする．

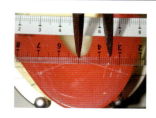
⑨前歯歯列唇側弓より5mm短い半径でアーチを描き，前歯歯列の舌側弓とする．

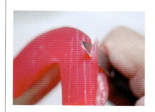
⑪床概形線に沿って，余剰ワックスを切り取る．臼歯後縁は上顎結節頂で切り取る．

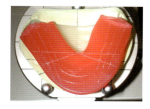
⑩設計後の，基準咬合床（写真は上顎）．

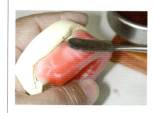
⑫床面をなめらかに調整する．

　完成した基準咬合床を図6に示す．この時点の基準咬合床には，調整量と歯槽骨の吸収具合は反映されていない．したがって，咬合採得時の調整量がそのまま患者の顎堤サイズと歯槽骨吸収量として表れるといえる．そのため，平均的な計測値からどれだけの量を増減調整したかを具体的な数値で把握でき，人工歯選択や人工歯配列においてもこのデータを活用することができる．

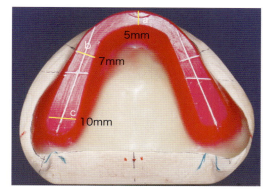
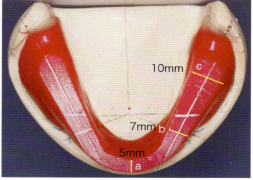

図6　基準咬合床の完成．a：前歯幅径5mm，b：犬歯遠心部幅径7mm，c：最後臼歯遠心部幅径10mm（幅径は黄線）

【参考文献】
1）上條雍彦：日本人永久歯解剖学．アナトーム社，東京，1962.
2）河邊清治：無歯顎の臨床-2．咬合採得．一世出版，東京，1987.

Chapter 4
咬合採得・人工歯選択・咬合器選択

1. 咬合採得

咬合採得とは（酒井勝衞）

咬合採得とは，上顎に対して下顎が上下的・水平的・前後的に正常と思われる位置（有歯顎時代に咬合していた下顎位）を探して記録することである．無歯顎患者では，失われた口腔周囲組織，咬合位，顔貌，咀嚼機能などをどれだけ回復させられるか（天然歯があった状態に近づけられるか）を，咬合床を修正して予測することでもある．

■咬合採得手順
1．安静位を推定

咬合高径の測定にはさまざまな方法があるが（COLUMN 5参照），私は河邊清治先生考案の「上下口唇接触感覚法」で測定している（図1）．

まず患者をチェアに座らせ，普段の食事時と同じ姿勢となるよう，按頭台や背板を調節する．高齢者で背中が曲がっていたり首が前屈している場合は，できるだけカンペル平面が水平になるよう，クッションなどで微調整する．患者の姿勢が整ったら口唇を舐めさせ（潤わせ），静かに開口させる．

①上下口唇が離れるとき，②開口位から静かに閉口させて上下口唇が点状に接するとき，それぞれの鼻頤間距離を測定する．①，②の開口・閉口の動作を繰り返し行わせ，一定の測定値を得られるようになったところで，患者に「アゴがいちばん楽な位置にしてください」と自然な顎位をとらせると，上下口唇が面状に接するようになる．このときの鼻頤間距離を測定し，その位置をすなわち安静位であると推定している．有歯顎時代では通常，安静位において上下顎歯列は接触せず，約2～3mmの垂直的距離（安静空隙量：フリーウェイスペース）を保つものである．

測定中，私は患者の口唇の形状，頬部の動き，顎関節から耳下腺後方頸部にかけて強い緊張や異常な動きがないかを確認し，また患者のリラックス時の顔貌と比べて，現状と相違ないか精査している．

2．基準咬合床の試適（床概形から床外形に調整）

咬合採得の前，術者は患者の受付での動作やチェアに座る前後の様子を，さりげなく観察しておくとよい．具体的には，受付での会話の発音や下顎位，前歯人工歯の配列位置などである．

私は基準咬合床の試適の前に，患者の左右の顎関節に軽く人差し指を添えて目を閉じさせ，5～6回口を開閉させて，これから行う一連の測定の準備運動をさせている．このとき，顎関節部の触診で左右が均等に動いていなかったり，どちらかが引っかかるような動きをした際は，リラックスさせると同時にあまり大きな開閉運動をさせない（下顎頭と関節円盤が，顎関節窩内をスムーズに可動できる範囲内に留める）ようにしている．

基準咬合床を試適して口腔内での維持が良好か確認し，基礎床の床縁・咬合床粘膜面が疼痛点を刺激しないよう，また可動組織を妨げないよう調整する．この調整を経て，歯科技工士の予測した「床概形」が実際の「床外形」として確立する．診査する主な部位は，上唇小帯・歯肉頬移行部最深部・上顎頬小帯・頬筋・上顎結節頂・下唇小帯・オトガイ筋・下顎頬小帯・レトロモラーパッド部などである．

3．上顎で咬合平面を決定

咬合平面板を使い，上顎咬合平面・眼列線（正面観）・鼻聴導線（側方面観）がそれぞれ平行となるよう咬合床を調整する（図2）．なお，上顎咬合平面は鼻聴導線（側方面観）に調和させることでカンペル平面とほぼ平行になるが，症例によっては必ずしもこの限りではない．

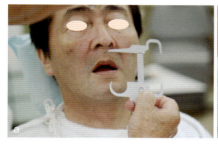
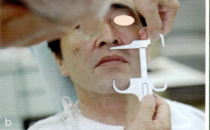
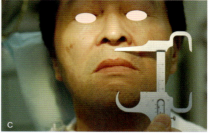

図1　上下口唇接触感覚法で安静位を推定．a：開閉運動，b：閉口時計測，c：鼻頤間距離計測

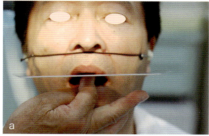
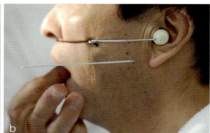

図2　上顎咬合平面の設定．a：咬合平面板を使い，正面観では眼列線と平行に，b：側方面観では鼻聴導線と平行になるよう調整する

Column 5　咬合高径の測定法 （酒井勝衞）

1. 形態解剖　Bite gauge（Willis）
2. 嚥下運動　1）X線セファログラム（Bodin），2）軟性ワックス嵌合位（Shanahan）
3. 調音位（Silverman）
4. 安静位　1）筋電図，2）安静位（Niswonger, Thompson）
5. 上下口唇の接触感覚（河邊）

4．上顎前歯切端位を決定

　上顎前歯の切端位は，上唇下縁より約2mm下方に位置づける（図3）[※1]．基準咬合床の前歯部高径は10mmで設計してあるため（Chapter 3参照），このときの増減調整量をmm単位で計測でき，患者の顎堤サイズや歯槽骨吸収量を数値で把握できる．

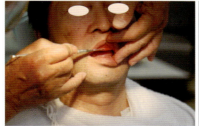
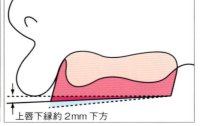

図3　上顎前歯切端位の決定．高さが足りない場合は赤色部分までワックスを盛り，過剰な場合には水色部分を切削する（図は河邊[1]より改変）

※1　上顎前歯切端位は顔貌の正中線と同様，歯科技工士にとって人工歯選択，人工歯配列の指標となる，非常に重要な部位である．

5. スマイルライン，エステティックラインを決定

上顎前歯の切端位は，スマイルライン（図4）[※2]の起点でもある．健康美を回復させるには，①義歯装着時の口元にゆがみやこわばりがない，②上顎前歯の切縁が描くラインと口唇が微笑時に描く弧線が調和している，③自然に持ち上がった口角を表現できている，などが条件として挙げられ，これらの確立はスマイルラインの再現性に大きく左右されるといえる．そのため，患者自身にも上顎前歯の切端位の位置・状態を確認させ，納得を得られるまで調整を繰り返すのがよい．

スマイルラインの起点が決定したら，エステティックラインを導き出す．エステティックラインとは，側方面観における鼻頂点とオトガイを結ぶラインを指し，一般的に口唇がこのラインより内側に位置すると横顔が美しく見えるとされている[2]．エステティックラインを参考に上顎前歯部の豊隆をワックスで増減調整し，側貌の回復を図る（図5，6）．

6. 咬合高径を安静位に揃える（咬合高径を推定）

安静位の数値を計測し，咬合高径を合わせる（図7）．この段階での咬合高径は，上顎は切端位（側方面観），下顎はレトロモラーパッド前縁に合わせて設計してある．つまり，上顎では臼歯部（後方）に，下顎では前歯部（前方）に向けてワックスを増減調整することで，咬合高径を安静位へ導ける．

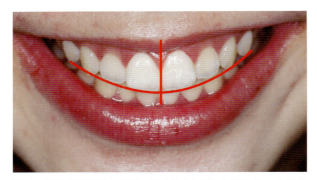

図4 天然歯の口元．上下口唇の描く弧線に調和した，上顎歯列の切縁の描くラインをスマイルラインという

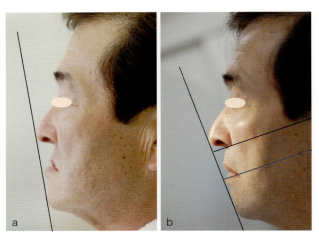

図5 上顎前歯部の豊隆をワックスで増減調整し，側貌の回復を図る．a：調整前，b：調整後

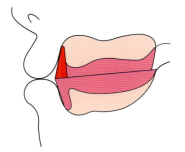

図6 上顎前歯部の豊隆をエステティックラインやスマイルラインに合わせ，調和を図る．赤色部分がワックスの増長を示す（図は河邊[1]より改変）

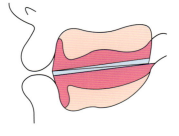

図7 咬合高径を安静位に揃える．水色部分が調整可能な箇所を示す（図は河邊[1]より改変）

※2 『歯科技工辞典』（医歯薬出版）によると，スマイルラインは「スマイリングライン（笑線）」とされ「微笑したときに口元にのぞく前歯および歯肉の描く弧線の限度範囲を基準として咬合床唇側面に描記する表示線」とある．一般的に，若年者では湾曲が大きく，高齢者では湾曲が平坦になるといわれている．

7. 中心咬合位（咬頭嵌合位）※3 を決定（図8）

　安静咬合位から中心咬合位に咬合床を軟化調整するのに先立ち，下顎咬合床前歯部蝋堤（左右犬歯間）を約2～3mm（安静空隙量の分）削除する．前歯部蝋堤を削除せずに軟化咬合させると，咬筋動作が加わって下顎が前方に偏位しやすい．

　下顎咬合床臼歯部の蝋堤を左右とも均等に軟化させ，上下顎咬合床を口腔内に試適し軽く咬合させ，あらかじめ仮定した中心咬合位に落ち着くまで，下顎咬合床臼歯部の蝋堤を繰り返し軟化・削除して調整する．左右臼歯部および削除された前歯部蝋堤が面状に接し，上下の正中線を印記したのち開閉運動を行わせて，上下の正中線が同位置で安定的に咬合しているか，さらに患者に現在の咬合位に違和感がないか（タッピングさせて側頭筋が機能しているか）確認し，中心咬合位が得られたことを最終決定する．上唇線・上唇挙上線・犬歯遠心線（上顎のみ）を記入したら，上下顎咬合床をバイトロックで固定して取り出す．

8. 咬合床の固定，取り出し

　上下顎咬合床を口腔内で最終決定した位置で固定して取り出し，咬合器に装着する（図9）．

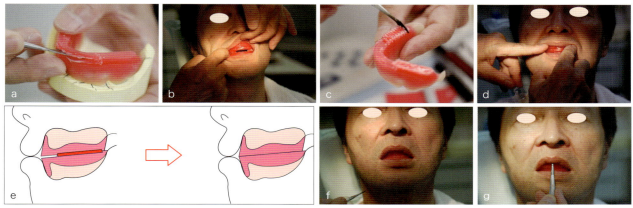

図8　咬合高径を安静位に揃え，中心咬合位を求める．a：下顎咬合床前歯部蝋堤を，約2～3mm（安静空隙量の分）削除する，b：口腔内で確認，c：下顎咬合床臼歯部蝋堤を左右とも軟化させる，d：上下顎咬合床を口腔内に試適し，軽く咬合させる，e：咬合を繰り返させ，中心咬合位に落ち着くまで下顎咬合床臼歯部蝋堤を軟化・削除し調整する（赤色部分が調整すべき箇所を示す，図は河邊[1]より改変），f：安定した中心咬合位を得る，g：正中線を決定する

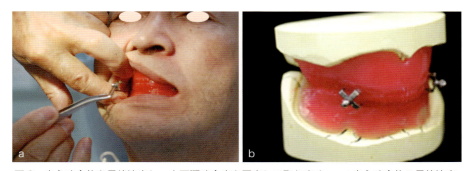

図9　中心咬合位を最終決定し，上下顎咬合床を固定して取り出す．a：中心咬合位の最終決定，b：固定して取り出した上下顎咬合床

（酒井勝衞）

※3　中心咬合位とは有歯顎時代での咬頭嵌合位と同義であり，咬頭と窩が密接に嵌合した状態における下顎の位置を指す．

2. 人工歯選択

人工歯には，①天然歯に類似した形態・色調・透明度・硬度，②優れた剛性・靭性・耐磨耗性・生体安全性，③容易に変色・変形しない，④床用レジンと接着・維持する，⑤形態修正が可能，などの性質が求められる．

人工歯選択は咬合採得に続いて歯科医師が行うのが合理的だが，近年では歯科技工士に委ねられるケースも増えてきた．だが私の経験上，歯科技工士が人工歯選択を行うには技工指示書の情報ではこと足りず，総義歯製作（参考となる現存歯がない）の場合も，シェードテイキングの必要性を感じる．

前歯選択

前歯は顔貌の印象を決定づけるため，審美性を第一に考え，患者の希望や第三者の意見も踏まえて選択することが望ましい．通常ならばシェード・モールドともに上顎前歯で照合・選択し，下顎には上顎で選択した人工歯と対のものを選ぶ．

■ SPA 要素[3]，および戸田的考察
1．性別（Sex）

人工歯は，患者の性別に応じて選択するのが一般的である．モールドテイキングでは，男性には強靭さを表現すべく方形の人工歯を，女性には柔和さを表現すべく円形でやや小ぶりな人工歯を選択すると，顔貌との調和を得やすいとされる．シェードテイキングでは，男性にはやや濃い色調の人工歯が，女性には男性に比べて淡い色調の人工歯が適しているとされる．

2．性格（Personality）

ビゴラスタイプ（男性的）・デリケートタイプ（女性的）・ミディアムタイプ（中間的）の３種に分類される[4]．経験上，知的でデリケートな患者には小ぶりで淡い色調の人工歯を選択すると繊細さを表現でき，健康的で活発な患者には大ぶりでやや濃い色調の人工歯を選択すると，たくましい力量感を表現できる．

3．年齢（Age）

患者の年齢に相応しい色調の人工歯を選択する．天然歯は経年的に着色を帯び，咬耗により薄くなって明度が増すことで色調が沈む傾向がある．また，歯の形態も高齢になるにつれて歯列の乱れが目立つことも多い．こういった年齢による特徴や個人差を表現するため，症例によっては人工歯に形態修正をすることもある[※4]．

4．模　型

模型に記入した設計基準線は，人工歯選択でも利用できる．骨格の左右差や歯の形態はA線の角度に反映されるため，その角度から上顎骨の形状を推察できるのである．患者の顔形が方形の場合ではA線の角度は緩く，前歯歯列弓は広く開いた形状となる．尖形の場合ではA線の角度はきつく，前歯歯列弓は狭まる．円形の場合ではA線の角度はさほど狭まらず，前歯歯列弓は緩やかに湾曲する傾向にある．

5．顔形と噛み癖

ヒトのほとんどは左右対称の顔形ではなく，利き手・利き足と同様に個人の顎運動の習慣性や食生活などにより，顎も右噛み・左噛みといった噛み癖を持つ．その噛み癖によって顔面の筋や骨の発達に経年的な差が生じ，微妙な左右差として顔形に個性として表れる．図10は，左側が円形，右側が方形を呈する私の顔形を，左側＋左側，右側＋右側で転写加工したものだが，原型に比べ，明らかに顔形が異なるのがわかる．配列時のみならず，人工歯選択においても顔形の左右差に着目する必要がある．仮に図10のような顔形の場合，人工歯は方円形の人工歯を選択し，配列は右側が方形，左側が円形の個性配列をすると，顔形に調和させやすい．

※4　人工歯の形態修正は，口腔内咬合調整によっても同様の結果を得られるはずである．

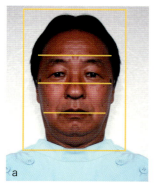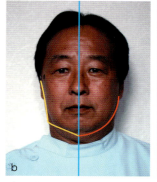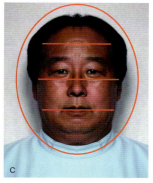

図10　噛み癖がもたらす，顔形の左右差．a：右側＋右側（方形），b：原型，c：左側＋左側（円形）

■シェードテイキング

　総義歯製作では，患者の顔色・口唇・瞳・毛髪の色や有歯顎時代の顔写真，旧義歯などを参考にシェードテイキングを行うのが通法である．パーシャルデンチャー製作では，現存健全歯が最良の参考となる．SPA要素が基本的な選択指針となるが，患者の意見・要望を取り入れつつ審美的に違和感のないものを探し，患者の意見や要望を取り入れながら選択する．

　患者自身も確認できるよう鏡を用意し，シェードガイドを顔貌と照合して色調バランスを見る．次に，水で濡らしたシェードガイドを上顎前歯部に挿入し，口唇や口腔内とシェードガイドの切縁・歯頸部の色調が自然に馴染むものを選択する（図11）．

■モールドテイキング

　モールドテイキングにはSPA要素のほか，顔形に合わせた選択法がある．

　ヒトの顔形はWilliamsにより，方形（S形）・尖形（T形）・卵円形（O形）に分類されている（Williamsの3基本型，図12）[4]．氏によれば，上顎中切歯の歯冠は顔の輪郭を逆さにした形態であるとされ[4]，この理論に則って人工歯選択をすると，顔貌との調和を得やすいといわれている．このほか，顔貌と人工歯の，左右下顎角と歯頸部，前額部と切端幅，左右頬骨幅と歯冠幅中央部の形態が近似したものを選択する手法や，顎堤形態から人工歯の形態を推察する手法もある[※5]．

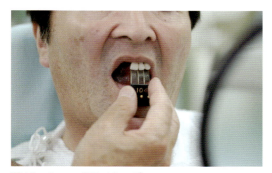

図11　シェードテイキング

※5　顎堤形態は，顔形とも近似しているといわれる．

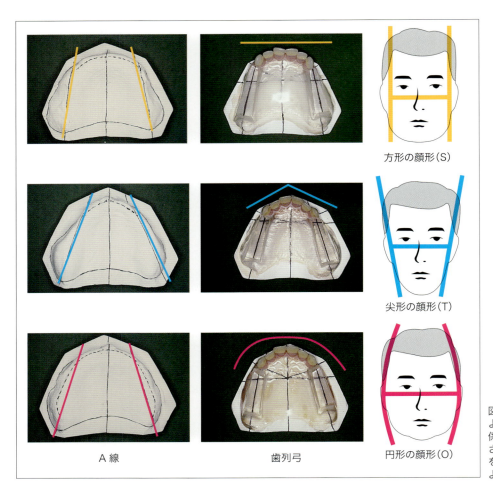

図12 Williamsの3基本型，および顔形とA線・歯列弓との関係性．中切歯は，顔の輪郭を逆さにした形態に近似した人工歯を選択するとよい（図は河邊[5]より改変）

■ 前歯サイズ計測

前歯のサイズは，幅径（近遠心径）と長径（歯冠長）で表される．

上顎前歯の幅径は，咬合採得後に上顎咬合床に記入された左右犬歯遠心位（上顎前歯配列横径）の幅から割り出せる（図13）．モールドガイドには配列幅径（直線的に並べられた6前歯の，左右犬歯遠心位の幅）・配列横径（メーカーが自社で配列した際の，前歯歯列弓の計測値）の双方が記載されており（図14），計測値と一致するものを選択すればよい．

上顎中切歯の長径は，上顎咬合床に記入された上唇線などを参考に求める．前歯人工歯は6歯1組であるため，上顎中切歯の幅径・長径の数値を求められれば，自ずと6前歯のサイズが決定する．

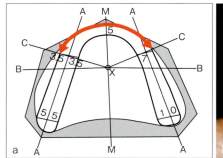 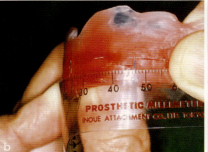 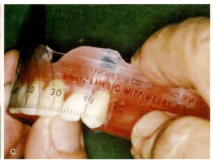

図13 a：上顎前歯配列横径（赤線）b：上顎咬合床の左右犬歯遠心位を計測．c：計測値と一致する人工歯を選択（写真は河邊[5]より引用）

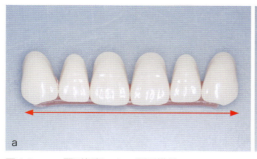
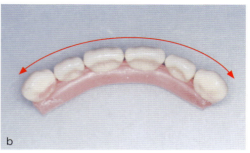

図14 a：配列幅径，b：配列横径

臼歯選択

臼歯人工歯には，準解剖学的（機能的）・非解剖学的（機械的）の2種がある[6]．臼歯は咬合の要であり，咀嚼能力の向上や義歯の維持安定に関与するため，機能性を第一に考えて選択する．なお，小臼歯は審美性にもかかわるため，前歯に準じた色調のものを選択するのが好ましい．

臼歯の配列位置・咬頭傾斜角・咬合様式は咀嚼能力に影響を及ぼすため，選択の際は歯科医師の診断が欠かせない．

■咬合面形態の確認

臼歯の咬合面形態は，咬合様式（正常咬合・リンガライズドオクルージョン・反対咬合）によって異なるため，歯科医師の診断に従って選択する．

■臼歯サイズ計測

臼歯のサイズは，幅径（頬舌径），長径（近遠心径），歯冠長で表される．

上顎臼歯の長径は，咬合採得後の上顎咬合床の，犬歯遠心位から上顎結節頂までの距離（臼歯片側4歯長径）の計測値から割り出せる（図15）．歯冠長は，患者の上下顎間距離に対して適切な高さのものを選択する．

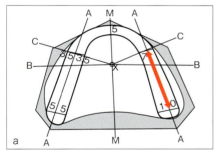
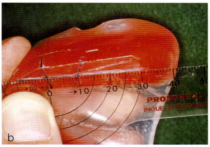
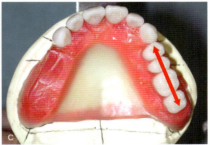

図15 a：臼歯片側4歯長径（赤線），b：上顎咬合床の犬歯遠心位から上顎結節頂までを計測，c：計測値と一致する人工歯を選択
（写真中央は河邊[5]より引用）

材質

　材質の特徴や長所・短所を把握したうえで，人工歯を選択する．現在，多種多様な人工歯が流通し（図16），選択肢が広がってきている．

　レジン歯の多くはアクリルレジンで形成され，咬合調整が容易で床用レジンとも接着しやすい．だが，吸水性が高く磨耗に弱いため，短期間での着色汚れや，咬耗による咬合高径の変位が懸念される．

　硬質レジン歯は近年，耐磨耗性の向上が図られ，複合的な素材でできた製品が開発されている．基底部にアクリルレジンを結合して床用レジンとの接着を強化したものや，歯冠部にフィラーを含む硬質レジンを結合したもの，コンポジットレジンを使用したものなどがある．

　陶歯は摩耗に強く，咬耗による咬合高径の変位は少ない．また吸水性もないため着色しにくく，長期使用に耐え得る材質といえる．だが，ほかの材質に比べ咬合調整に時間と注意を要する．また，材質的に床用レジンとは接着せず，保持ピンや保持孔などで機械的に維持させなければならない．

　金属歯は，レジン歯や陶歯よりも強度があり薄くつくれるためスペースのない欠損部にも使用でき，天然歯に近い硬度のものを選択できる．金属ゆえに耐水性・耐磨耗性にも秀でているが，審美性には欠ける．また，咬合調整後のレジン歯の咬合面を金属に置換することで，安定した咬合関係を維持する手法もある．

　私見としては，耐摩耗性・耐水性ともに優れている陶歯を優先的に選択したい．

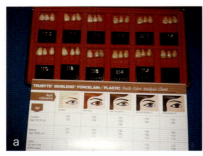
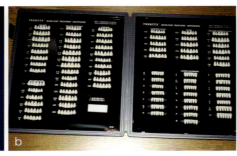

図16　a：シェードガイド（ツルーバイト，バイオブレンド歯）．世界中の人種を意識した配色，日本人の天然歯にも適した色調が選択できる．b：バリエーションの多いモールドガイド（ツルーバイト，バイオブレンド歯）．さまざまな顔形に適した人工歯を選択できる

3. 咬合器選択・咬合器装着

咬合器

　咬合器にはさまざまな機能・仕様があるが，咬合床を，規定に従い，生体と同じ位置関係に装着して，下顎運動の再現を目標に，人工歯排列や咬合調整を施すための器材であり，患者の主訴・目的に応じて歯科医師が選択するのが理想的だ．歯科技工士に咬合器選択を委ねられる場合は，咬合器の仕様・特徴を踏まえたうえで症例に応じたものを選択するのが基本といえる．なお，どのタイプの咬合器を使用するにしても，咬合採得によって得られた計測データを狂わせてはならない．

■平均値的咬合器

　矢状顆路角・側方顆路角・バルクウィル角などが，解剖学的な平均値で固定された咬合器．生体の再現性にはやや劣るが，安定性に優れ操作も簡便なため，一般的な症例ならば十分に対応可能だろう．

　総義歯製作で顆路角調整を必要としない場合，平均値的咬合器を優先的に選択する．機能が複雑な咬合器や手に余る大きな咬合器はテクニックエラーも増すため，特別な措置が必要でない限りは平均値的咬合器を選択する（シンプレックス1500：カンノ工業，図17）．

■半調節性咬合器

　生体の動きに合わせて，顆路角・切歯路角などの調節が可能な咬合器．平均値的咬合器に比べ，生体に近い動きを再現できる．

　歯科医師がチェックバイト法による顆路角や切歯路角の調整を求める場合やフェイスボウを使用した場合に，半調節性咬合器を選択する[※6]（図18）．

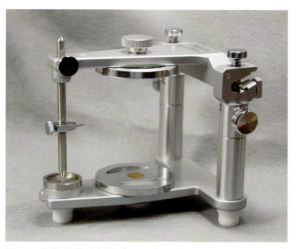

図17 平均値的咬合器（シンプレックス1500：カンノ工業）

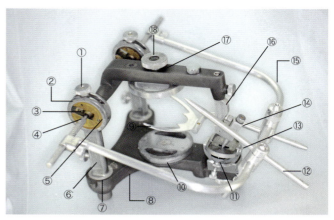

図18 半調節性咬合器（HANAU：デンツプライ）．①矢状顆路固定ネジ，②矢状顆路調節板，③顆頭球，④顆頭間軸，⑤矢状顆路調節目盛，⑥コンダイラーポスト，⑦側方顆路目盛，⑧下顎フレーム，⑨バイトフォーク，⑩マウンティングプレート，⑪インサイザルテーブル，⑫オルビタールポインター，⑬側方切歯路角目盛，⑭インサイザル調節ネジ，⑮フェイスボウ，⑯インサイザルピン，⑰上顎フレーム，⑱マウンティングプレート固定ネジ

咬合器装着

咬合器の種類によって模型の装着法，顆路角・切歯路角の設定，生体に置き換えた際の位置関係の見方が異なるため，それらを十分に理解したうえで作業しなければならない．

模型装着時のピンの挙上は咬合高径の変位につながるため，膨張率の低いマウンティング用石膏を使用する．精度を追求して作業するためにも，また患者の目に触れた際に不快感を与えないためにも，きれいな装着を心がけたい．

■平均値で装着する場合

咬合器選択では，若年者および顎堤吸収が軽度な患者には矢状顆路角25～30度の咬合器を，高齢者や顎堤吸収の著しい患者には，矢状顆路角の緩い20度の咬合器を選択している．これは，顆路傾斜は経年的に緩やかになる傾向があることを踏まえると20～25度が平均的といえ，生体の顆路傾斜に著しい緩急があっても対応させやすいという理由からである．

装着は，咬合平面板を用いて上顎模型から先に装着する方法もあるが，私は歯科医師の決定した正中線を優先したいため，上下顎咬合床の固定状態を保ったまま，下顎模型から先に装着している．その際は補綴学的平面であるカンペル平面（鼻耳道平面）を基準とし，咬合器の上顎フレームと咬合平面をほぼ水平にし，咬合床の正中線を咬合器の正中に合わせる（図19）．次に，顆頭部と切歯ピンの先端部を結んだ線と咬合平面との交点部に，上顎第一大臼歯の近心頰側咬頭（おおよその位置）を合わせることで，自ずと咬合器のほぼ中心に，咬合の要となるTODA POINTが設定される（図20）．下顎模型を石膏で固定したのち上顎模型を固定する．装着後，咬合器後方から見ると，M線・A線の関係が見える（図21）．

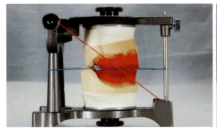 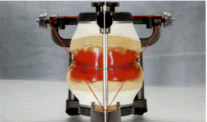 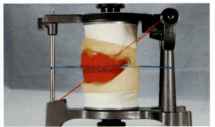

図19 平均値的咬合器（Handy II M；松風）を用いた模型装着．輪ゴムを使用して位置関係を確認する．上下的位置関係を赤ゴム，前後的位置関係を青ゴムで表す

※6 ときには顆路角調整の必要性の有無に限らず，歯科医師の考えにより半調節性咬合器が指定されることもある．

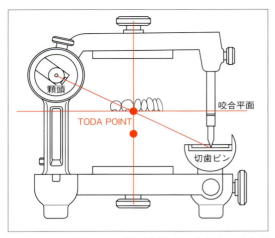

図20 側方から見た，模型装着時の咬合器．咬合器の中心線と，上顎第一大臼歯の近心頬側咬頭とTODA POINTとの位置関係

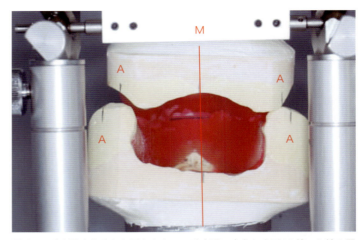

図21 咬合器を後方から見たときの，咬合器の中心と上下M線・A線の関係

■フェイスボウを使って装着する場合

　フェイスボウを使って模型装着する際は，前提として歯科医師が使用したフェイスボウと連動する咬合器を使用しなければならない．

　歯科医師がフェイスボウを使い，前方基準点としてオルビタールポイントを計測している場合は，それに従って模型を装着することで，咬合器の上顎フレームとフランクフルト平面（眼耳平面）とが平行となる．

　前方基準点として鼻翼下縁を計測している場合は，咬合器の上顎フレームとカンペル平面（鼻耳道平面）とが平行となる．

　計測する点（基準とする平面）の違いによって，咬合器と模型の咬合平面や顆路角との関係にも違いが表れる．なお装着は，使用するフェイスボウと咬合器のそれぞれの設定に従って行う．

　フェイスボウのバイトフォークに上顎咬合床を設定し，上顎模型から先に装着する．その際，咬合器の顆路角は0度に設定しておく．上顎模型が固定されたら下顎模型を装着する．生体の咬合平面と顆路傾斜の位置関係を，可能な限り忠実に咬合器上に再現することが望ましい．フェイスボウトランスファーによって生体の基準点を咬合器に反映させることで，より精度の高い人工歯配列や咬合調整ができると考えられる．口腔内での難しい咬合調整を軽減するには，半調節性咬合器を選択してフェイスボウトランスファーし，チェックバイトにより顆路角を求めて，さらにゴシックアーチ描記をすることにより，アペックスを確認することができる．

【参考文献】
1）河邊清治：無歯顎の臨床-2．咬合採得．一世出版，東京，1987．
2）濱田真理子：オーラルケアバイブル．医学情報社，東京，2009．
3）腰原　好：顔面並びに顎における形態と機能との相関関係に関する研究．歯科学報，70巻，7号，1970．
4）山縣健佑：要説　全部床義歯学．書林，東京，1989．
5）河邊清治：無歯顎の臨床-3．人工歯配列・生体に調和．一世出版，東京，1991．
6）長谷川二郎：現代歯科理工学．医歯薬出版，東京，1996．
　・細井紀雄，平井敏博ほか：コンプリートデンチャーテクニック，第6版．医歯薬出版，東京，2012．
　・歯科技工辞典．医歯薬出版，東京．
　・細井紀雄，平井敏博ほか：無歯顎補綴治療学，第2版．医歯薬出版，東京，2009．
　・市川哲雄 編：補綴臨床 Practice Selection 入門 無歯顎補綴治療．医歯薬出版，東京，2006．

Column 6　咬合平面と咬合器の関係を考えてみよう

　咬合器装着の際に参考となる基準平面には，フランクフルト平面とカンペル平面がある．ただ，私は咬合器装着においてもう1つ，患者の自然頭位（咬合採得時に安静位を計測する際の，自然な姿勢での頭位）における水平面も大切であると考えている．

　歯科技工士の読者諸氏は，自然頭位前額面の水平面から見た前歯配列と，フランクフルト平面やカンペル平面で装着した咬合器の正面から見た前歯配列が，異なって見えることを知っているだろうか？　このことを意識せずに，平均値咬合器で装着時の顆路角が間違った角度のまま咬合調整すると，口腔内で人工歯が適正に滑走しなくなってしまう．

　口腔内で機能を果たせる配列にするには，歯科医師・歯科技工士間で"咬合平面の設定の意図"が一致していることが必要であり，より精緻な咬合調整が必要であれば，顆路角の調整機能がついた半調節性咬合器の選択とフェイスボウトランスファー，チェックバイト計測が不可欠である **(図a)**．

1. 前歯の角度：自然頭位における水平面（±0°）に対する前歯の配列角度を仮に70°としたとき，フランクフルト平面（水平面より＋5°）とカンペル平面（水平面より－10°）の角度差を15°とすると，フランクフルト平面で装着して配列した前歯は約75°の角度差で，カンペル平面で装着して配列した前歯は約60°の角度差で，咬合器上では見られる．

2. 顆路角の違い：上記と同様，カンペル平面とフランクフルト平面の角度差を15°とし，自然頭位における水平面に対する顆路角を仮に30°とすると，フランクフルト平面で装着した場合の顆路角は約35°，カンペル平面で装着した場合の顆路角は約20°となる．ゆえに平均値咬合器を使って咬合器上の咬合調整を行う場合，人工歯の咬合面の削合量のバランスをとるためには，咬合器の顆路角への意識が必要となる．

3. 自然頭位と咬合器の咬合平面を一致させる：自然頭位における水平面に対する顆路角を仮に30°としたとき，上記と同様，カンペル平面とフランクフルト平面の角度差を15°とすると，咬合器の顆路角30°で，咬合平面を後方に約10°傾ければ，咬合器の咬合平面を自然頭位における咬合平面とほぼ一致させられるということになる **(図b，c)**．

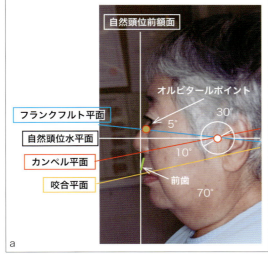

図a　咬合器装着における自然頭位と各水平基準面（角度は自然頭位水平面に対するもの）

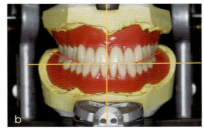

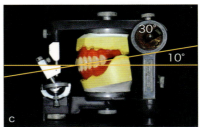

図b，c　咬合平面を側方から見て前下方に約10°傾けることで，咬合器の咬合平面を自然頭位における咬合平面とほぼ一致させられる

Chapter 5
人工歯配列

1. 戸田式人工歯配列法

概　念

　人工歯配列とは，歯列と健康美の再現（前歯部）・咀嚼機能の回復（臼歯部）を目的に，人工歯を咬合床に配列する作業である．基本的な配列法については他書に譲り，本書では下顎法をベースに私が考案した「戸田式人工歯配列法」を解説する（図1）．

　下顎法をベースに配列法を考案した理由は，顎運動する下顎の臼歯を優先的に配列するほうが，義歯の維持安定を求めやすいからである．

■健康美と機能性を両立させる，配列のポイント

　戸田式人工歯配列法の特徴は，設計線（基準線を含む）から患者に相応しい配列形状を導き出し，人工歯の形態や歯科医師からの情報と指示，患者の意見・要望などを取り入れて行うことである．人工歯の形態とA線の角度は関連しているため，模型上の設計線に忠実に配列すれば，悩みや迷いも少ないはずだ（図2，3）．人工歯配列にあたっては，これまで平面的に見ていた設計基準線を，立体的な生体の基準線と併せて「設計線」として考えなければならない．

```
           咬合採得
              ↓
       咬合器選択，咬合器装着
              ↓
   人工歯選択（シェード・モールド，サイズを確認）
              ↓
   上顎前歯配列（L/R 1, 1, 2, 3, 2, 3）→1|1基準
              ↓
   下顎前歯配列（L/R 1, 1, 2, 3, 2, 3）→被蓋調整
              ↓
   下顎臼歯配列（L/R 4, 5, 6, 7）→ A線上に配列
              ↓切歯ピン1mm挙上
   上顎臼歯配列（L/R 6, 5, 7, 4）→3前歯と臼歯のバランス調整
              ↓
       咬合器上の咬合調整　開閉運動の調整
                         前方運動の調整
                         側方運動の調整
```

図1　戸田式人工歯配列法，作業工程一覧

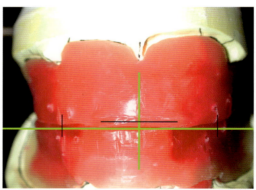
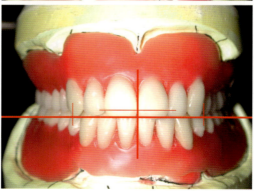

図2　咬合採得後の咬合床に記入された設計線に対して忠実な人工歯配列

1．咬合床の確認

咬合採得後の咬合床を見て，人工歯の形態や特徴を踏まえつつ，適切な配列位置・植立角度・被蓋を考える．

2．歯列形状

骨や筋のつき方，噛み癖による歯列形状の左右差が顔貌に表れるため，生体の特徴を意識して配列する．左右対称の配列はかえって自然観を損ね，入れ歯然とした印象を与えることになる．咬合採得時に得られた計測データに従って配列し，患者の個性を活かして，義歯だと悟られないような自然な歯列形状を目指す．

3．前歯配列

前歯部では発音機能の回復と，自然で健康的な顔貌再建が最大の課題である．前歯は顔貌の印象を左右するため，患者の意思を尊重し，健康美を追求して配列する．

4．臼歯配列

臼歯部では食物をおいしく食べられるよう，安定した咀嚼機能やスムーズな嚥下運動を得ることが重要である．咬合理論・力学的配分・機能運動・人工歯の咬合面形態など考慮すべき事項が多々あることを意識して配列する．

・下　顎

下顎骨は可動するうえ骨幅が狭いことから，機能圧が加わる下顎臼歯の頰側咬頭内斜面を優先的に，下顎骨幅中央のA線上に配列する（図4）[※1]．下顎歯槽骨は吸収しても唇舌的・頰舌的な歯列弓の変化が少ないため，高径を回復させれば，有歯顎時代の歯列弓に近似させやすくなる．

・上　顎

上顎は，歯槽骨の経年変化に伴う吸収が著しい．下顎との調和を図り，配列限界線を利用し，配列位置や咬合様式を調整して，上顎臼歯配列可能域（ゾーン）に配列する．

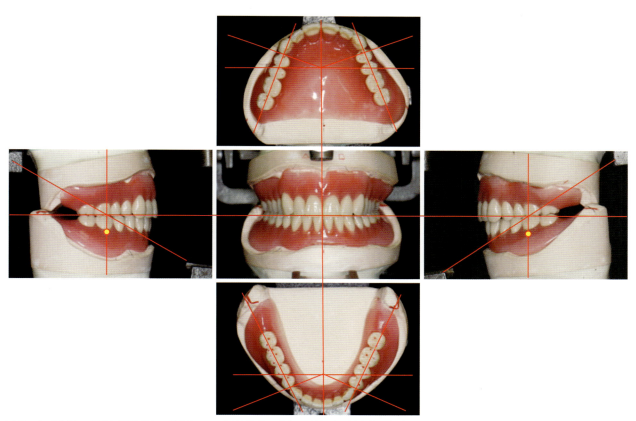

図3　完成義歯の歯列と設計線との関係．この関係が戸田式人工歯配列の基本的な概念であり，目標でもある

※1　河邊清治先生は上顎臼歯咬合面をまな板に，下顎臼歯頰側咬頭を包丁にたとえて，この関係を説明されていた．

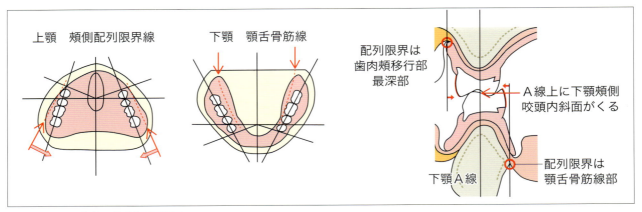

図4　上下顎臼歯部の頬舌的配列限界

　これらのポイントを踏まえ，設計線に従って配列すれば，最後の1歯まで悩まずに配列できる．総義歯では義歯床が歯根の役割を担うため，顎堤が義歯床の形態や人工歯の配列位置に影響を及ぼすということも考慮しなければならない．

　特例として，アナウンサー・俳優・調理師・管楽器奏者・スポーツ選手といった口腔機能や発音が影響する職業に患者が従事している場合，一般的な症例以上に複雑な付加機能が義歯に求められる．たとえば患者が調理師ならば"口腔全体で味の広がりを感じられるよう義歯床の範囲を調整する"，管楽器奏者ならば"演奏に支障のないよう前歯列と舌の位置関係に注意して配列する"，スポーツ選手ならば"衝撃や噛み締めに耐え得る義歯床の強度を保つ"といった対応を要求されることもある．

戸田式人工歯配列考

■咬合様式

　基本の咬合様式はバランスドオクルージョンであり，側方運動によって確立される．上顎臼歯は下顎臼歯との調和を図って配列限界線よりも舌側に配列するが，咬合関係によっては咬合様式を変えなければ，上顎義歯が転覆・破折する恐れがある．経年変化に伴う歯槽骨の吸収や顎位の変化によって，上顎臼歯の頬側咬頭が上顎配列限界線を越えている症例では，リンガライズドオクルージョン（上顎頬側咬頭を咬合させない）や反対咬合にすることで，咬合の安定を求められる（図5）．また側方運動時は，上顎咬合面に対して下顎臼歯頬側咬頭が滑走することを理解しておく必要がある．咬合関係により，人工歯の配列位置や植立角度に応じた咬合様式に変化をつけ，多様な咬頭の接触関係を選択することで，義歯を安定させられる（図6）．

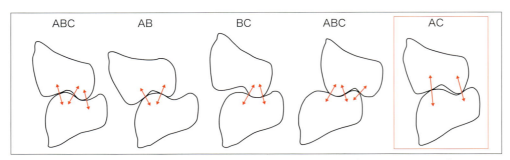

図5　咬頭嵌合位における咬頭の接触関係．左から，バランスドオクルージョン，バッカライズドオクルージョン，リンガライズドオクルージョン，反対咬合，私の目標とするオクルージョン

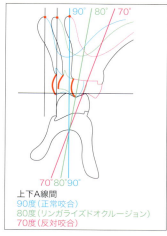

図6 臼歯部の咬合様式

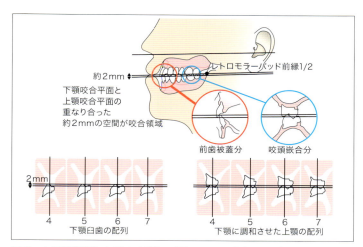

図7 人工歯配列における上顎と下顎の2つの咬合平面（咬合領域）

■ 上顎と下顎，2つの咬合平面（咬合領域）＝垂直性被蓋

咬合採得後の咬合床は，上顎前歯部切端と左右臼歯部を結んだ面と咬合平面に調和するよう，咬合面が調整されている．これは，上顎法で配列する際の上顎咬合平面に相当する．

下顎前歯は被蓋の分（約2mm）だけ上顎咬合平面よりも上方に位置し，下顎臼歯の咬頭は咬頭嵌合位の分（約2mm）だけ上顎咬合平面よりも上方に位置する．したがって，下顎咬合平面は上顎咬合平面の約2mm上方に位置するはずであり，上顎咬合平面と下顎咬合平面の重なり合った約2mmのスペースがすなわち，咬合領域であると考えられる（図7）[※2]．

前歯配列

■ 上　顎

上顎前歯部は健康美を追求し，個性を表現できる配列が求められる．歯軸の角度を患者の顔形の左右差に応じて調整すると，個性を表現しやすい（図8）．前歯と口唇が審美的に調和していないと豊かな表情をつくりにくいため，エステティックラインやスマイルラインも考慮して配列したい．

1|1は，咬合床に記された正中線・切端位・唇側面に合わせて配列する．この2歯は配列の基準となるため，左右のバランスを崩しすぎないように注意を要する．経年変化により顎堤が吸収していても，1|1の植立位置は異常がなければ有歯顎時代とあまり変えてはならない（図9）．

2|2および3|3は，設計線や顔写真から患者の顔形の左右差を意識して個性的表現をする．片側ずつ配列していくのがポイントである．図10の症例では右側がやや尖形，左側がやや方形を呈しているのがわかる．

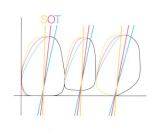
方形・円形・尖形の正面観

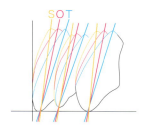
方形・円形・尖形の側方面観

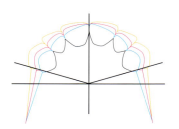
方形・円形・尖形の咬合面観

図8　顔形と前歯の角度のバリエーション（黄が方形，赤が円形，青が尖形）

※2　戸田的咬合様式考における特徴．上顎平面と下顎平面の重なった空間（垂直性被蓋）を，咬合領域とする．

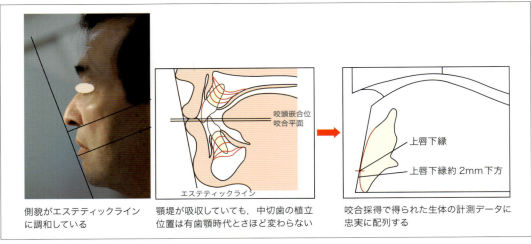

図9 1|1の切端位と正中の位置が，顔貌の健康美を決定づける

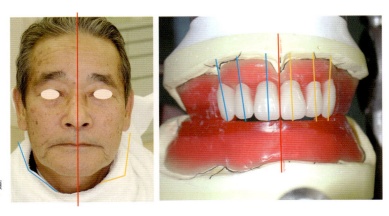

図10 患者の顔写真と，顔形の左右差に応じた上顎前歯の配列．黄線は方形を，青線は尖形の配列を表す

■ 垂直性被蓋・水平性被蓋の調整

多少の個人差はあるが，平均的に垂直性被蓋は2～3mm，水平性被蓋は1～3mmを基準とする．

下顎前歯は上顎前歯との調和を図りながら，唇舌的・近遠心的歯軸傾斜度を調整する．上顎唇舌的傾斜度をαとした場合，下顎前歯には$\alpha+10$度程度の傾斜を与えると，調和させやすい（図11）．

■ 下　顎

下顎前歯は上顎前歯とのバランスを見ながら被蓋を付与して配列する．1|1を1|1の正中線と合うよう配列し，続いて2|2と3|3を片側ずつ個性を表現して配列する（図12）．下顎前歯の切端は，上顎前歯舌側と接触するよう配列するのが基本だが，反対咬合や過蓋咬合の症例では接触させないこともある．下唇と舌とのバランスを考慮して配列する必要がある．

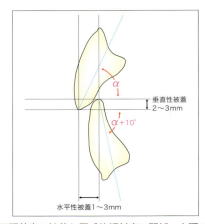

図11 上下顎前歯の被蓋と唇舌的傾斜度の関係．上顎の歯軸傾斜角をαとした場合，下顎では$\alpha+10$度程度の傾斜が調和させやすい

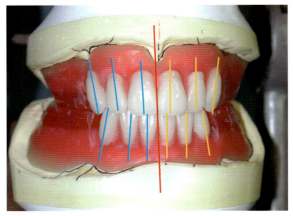

図12 上顎前歯に合わせた下顎前歯の配列．黄線は方形を，青線は尖形の配列を表す

臼歯配列

食物を噛んだり噛み潰したりする臼歯は，咬合による負担が最も強くかかり，義歯の機能性と安定性に深く関与するため，臼歯の配列位置や植立角度が，義歯の維持安定の要となる．臼歯配列に不備があると義歯の転覆・破折，装着時の疼痛といった問題を引き起こす要因にもなりかねず，作業には慎重を要する．

■調節湾曲の私的考察

調節湾曲には生体の顆路角のほか，人工歯の形態も関与している．メーカー指定の数値で湾曲をつけてもよいが，総義歯製作において，私は患者の年齢や顎堤吸収の度合いから相応しい数値を推定し，調整している．特に高齢者には，関節窩や顆頭の経年変化や顎堤吸収が著しい場合を考慮してあまり強い湾曲はつけず，半径6〜8インチの球面を有する緩やかな湾曲面板を用いて，左右のバランスを見ながら調整するとよい（図13）．

■下　顎

下顎臼歯配列の前に，上顎咬合床の臼歯部蝋堤を約2mm削除する．下顎臼歯は，下顎骨幅の中央に記したA線に合わせて優先的に配列する．下顎臼歯の頬側咬頭が機能咬頭となるため，下顎頬側咬頭内斜面がA線上にくるよう配列することで，下顎義歯の安定性と機能性の向上が見込める．

義歯の維持安定を保つため，下顎臼歯舌側の配列限界は顎舌骨筋線とし，それよりも舌側寄りにならないよう，左右片側ずつ $\overline{4|4}$，$\overline{5|5}$，$\overline{6|6}$，$\overline{7|7}$ の順に配列する（図14）[※3]．

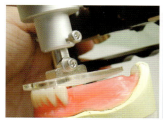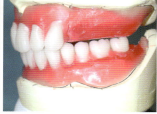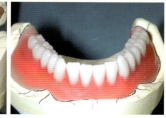

図13　調節湾曲の付与．湾曲面板を使用してバランスを整える

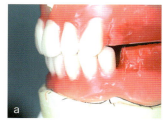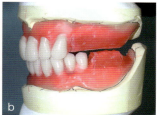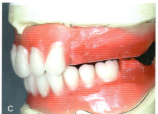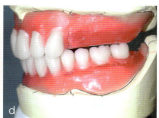

図14　下顎臼歯配列順序．a：$\overline{4|4}$，b：$\overline{5|5}$，c：$\overline{6|6}$，d：$\overline{7|7}$ の順で片側ずつ配列する

■上　顎

咬合採得時に中心咬合位に採得された咬合床は，粘膜の被圧変位量の分，加圧され，咬合器についた石膏模型より沈下していることが予測される（p.27「被圧変位量」で解説）．そこで，下顎臼歯部の配列終了後，上顎臼歯を配列する前に，前歯部の被蓋の付与と石膏模型と粘膜の誤差修正として，被圧変位量（約0.5mm）と咬合調整量（約0.5mm）の合計，約1mmほど切歯ピンを挙上する（第一大臼歯部で約0.5mm）．上顎臼歯は，義歯の転覆・破折を防ぐため模型に配列限界線（歯肉頬移行部最深部）を記入し，それよりも頬側寄りで咬合させてはならない．下顎臼歯との対合関係を咬合紙（私は12μmを使用）で確認しながら，配列可能域に片側ずつ配列する．咬合の中心となる $\overline{6|6}$ を優先的に配列し，続いて $\overline{5|5}$，$\overline{7|7}$ を配列する．$\overline{4|4}$ は前歯・臼歯のバランス調整と，健康美と機能性の双方の役割を果たすことが求められる（図15）．

最後に，前歯・臼歯の歯軸のバランスを左右犬歯で調整し，歯軸と咬頭の位置を考えながら，スマイルラインに調和した人工歯配列を完成させる．上顎におい

※3　$\overline{6\,5|5\,6}$，$\underline{6\,5|5\,6}$ は咬合の中心となる．

て臼歯頰側面が配列限界線を越えるようであれば，安定性を考慮し，咬合様式をリンガライズドオクルージョンや反対咬合に修正する必要がある．

顎堤吸収が顕著であっても上顎前歯は審美性を優先して配列する必要があるため，結果的に前歯から小臼歯までが顎堤から外れてしまう症例が，まれにある．その場合は4|4を最後に配列し，前歯として機能させるのが良策である．顎堤条件の良否によっては，4|4の舌側咬頭を咬合させることで，かえって義歯の不安定を招く恐れもあるため，4|4は前歯・臼歯どちらの役割をも果たせるように配列するのが好ましい．

人工歯配列後は臼歯の咬合をより安定させるため，咬合器上の咬合調整を行う．この調整を経て，咬頭嵌合位における最大接触が得られ，かつ下顎臼歯頰側咬頭が上顎臼歯の咬頭斜面に対してスムーズに滑走できていれば，咬合器上のバランスドオクルージョンの完成である（図16）．戸田式人工歯配列法の，配列順序を図17に示す．

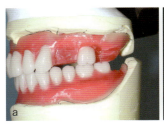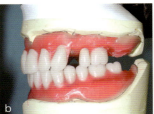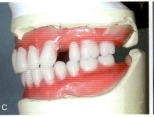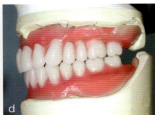

図15　上顎臼歯配列順序．a：6|6，b：5|5，c：7|7，d：4|4の順で片側ずつ配列する

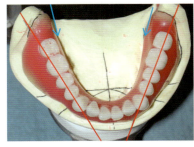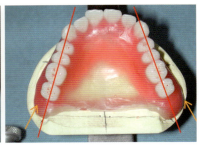

図16　下顎臼歯を優先的に配列し，上顎臼歯は下顎臼歯に合わせて配列可能域に並べる．人工歯配列後は咬合器上の咬合調整を経て，咬頭嵌合位における最大接触と，上顎咬合面に対する下顎咬合面のスムーズな滑走を得られれば，咬合器上のバランスドオクルージョンの完成である

順序	27	25	26	28	6	5	2	1	3	4	24	22	21	23
歯式 上顎	7	6	5	4	3	2	1	1	2	3	4	5	6	7
歯式 下顎	7	6	5	4	3	2	1	1	2	3	4	5	6	7
順序	20	19	18	17	12	11	8	7	9	10	13	14	15	16

図17　戸田式人工歯配列順序．左右いずれからの作業開始でもよい

Column 7　生体 ≠ 咬合器

生体と咬合器は必ずしも一致するものではないということを，改めて確認してほしい．なぜなら，咬合器は顆頭点を支点として弧を描くよう開閉運動するのに対し，生体の下顎頭は関節窩に沿って湾曲に動くため，習慣性開閉運動と咬合器の運動路は異なるといえるからである（生体と咬合器の一致するところは，中心咬合位におけるタッピングポイントのみである）．

しかし，義歯という，生体機能を回復させる技工物を製作する以上，生体と咬合器の機能を知り，両者を近似させるべく最大限に努力することも，歯科技工士の重要な役割である．そのため，半調節性咬合器を使用し，フェイスボウトランスファーにて咬合器に模型装着し，チェックバイト法により顆路角を調整するのだ．咬合器と生体の下顎運動を近似させた咬合調整を技工サイドで間接的に調整することができれば，手間のかかる難しい口腔内咬合調整の負担軽減や，時間の短縮にもつながる．

■配列手順（図18，19）

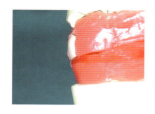
①上顎咬合床と上顎中切歯の唇側面を合わせる．

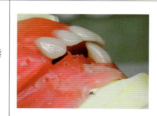
⑧下顎模型を見ながら，適切な被蓋を与える（上顎前歯＋10度を目安とする）．

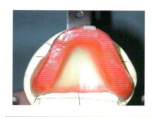
②上顎咬合床を咬合平面から見て，咬合堤のアーチに調和させる．

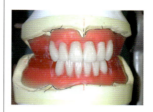
⑨下顎前歯の切端位は上顎前歯と接触させて配列するのが基本だが，場合によっては接触させないほうがよい症例もある．

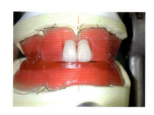
③上顎咬合床に記された正中線・切端位・唇側面に合わせて，1|1を並べる．1|1は審美性を左右するため，バランスよく配列する．

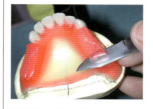
⑩下顎臼歯を配列するため，上顎咬合床の臼歯部蝋堤を約2mm切削し，下顎臼歯部の咬合平面をつくる（咬合採得時に安静位から中心咬合位まで約2mm下げた分の補填）．

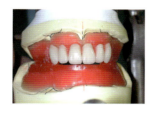
④患者の個性を意識しながら，2|2，3|3を片側ずつ配列する．

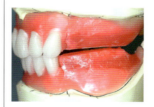
⑪約2mm切削した上顎面に，下顎人工歯の頬側咬頭を合わせる．その際，調節湾曲も考慮しなければならない．調節湾曲の数値は，選択した人工歯のメーカー指定を参考とする．この症例では，リブデントグレース（GC）の下顎調節湾曲を参考とした．

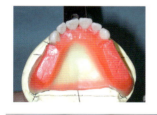
⑤左右対称の配列ではなく，患者の顔形やA線を参考に，個性を表現できる配列を心がける．

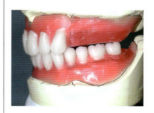
⑫調節湾曲を与えつつ，下顎臼歯を配列する．

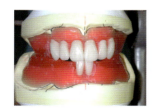
⑥この症例では，患者は右側が尖形，左側が方形の顔形を呈していたため，それに倣って配列している．

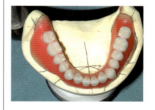
⑬下顎臼歯頬側咬頭内斜面が，A線上にくるよう並べる．

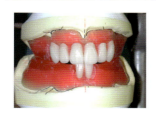
⑦下顎前歯は被蓋を考慮し，上顎前歯に調和するよう角度を付与する．

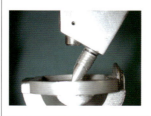
⑭粘膜の被圧変位量＋咬合調整量として，切歯ピンを約1mm挙上する．

5．人工歯配列

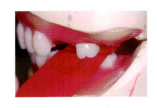
⑮ 5|5, 5|5, 6|6, 6|6の交点が咬合の中心となりやすい．咬合紙で確認しつつ 5|5, 5|5, 6|6, 6|6を確実に咬合させる（ここでは12μmの咬合紙を使用）．

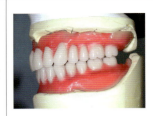
⑱ 最後に 4|4 を配列し，3|3 と前歯・臼歯のスペースのバランスを調整する．

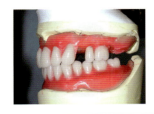
⑯ 6|6, 5|5, 7|7, 4|4 の順で片側ずつ配列する．

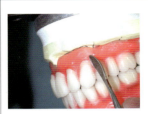
⑲ 3|3 を微調整し，前歯・臼歯の歯軸と咬頭のバランスを整える．

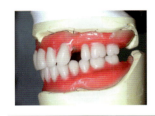
⑰ 顎関節に近い 7|7 は，嚥下時の下顎の後退による早期接触を防ぐため，遠心咬頭を上方に上げて，咬合接触させない場合もある．

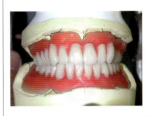
⑳ 人工配列完了．この後，咬合器上の咬合調整を行う．

図18 戸田式人工歯配列，配列手順

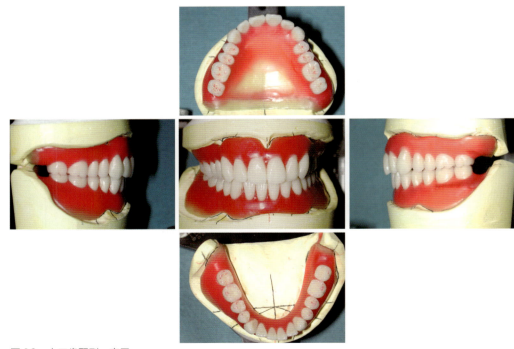

図19 人工歯配列，完了

2. 咬合器上の咬合調整

■開閉運動の調整

人工歯配列時に咬合調整量として切歯ピンを約1mm挙上しているため，この時点では前歯は接触していない．よって，臼歯の接触関係（コンタクトポイント）を均等にするために削合調整を行う．

上下顎歯間に咬合紙（私は，この段階で早期接触を取り除くため40μmのものを使用，図20）を介在させて咬合器上で開閉運動を行い，咬頭嵌合位におけるコンタクトポイントが咬頭と窩に均等につくようになるまで削合調整する（図21，22）．人工歯の形態・咬合様式・ABCコンタクトの付与などにこだわるあまり接触点が複雑になり，悩みの種となるケースがしばしばあるが，私はそれを回避すべくクラウンブリッジ製作におけるコーンテクニックをイメージし，咬頭と窩の接触さえ得られれば，必要最低限の咬合の安定を得られるものとして，ACコンタクトで均等な接触関係を得ることを目標に調整している．

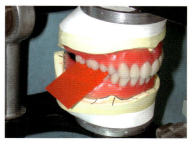

図20 40μmの咬合紙を介在させ，開閉運動を行い，咬頭と窩にバランスよくコンタクトポイントが得られるまで削合調整する

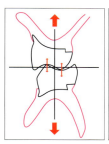 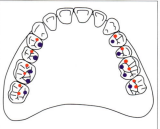 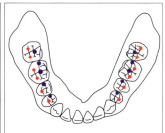

図21 目標とする咬頭と窩の関係[1]．人工歯の咬頭の形態はメーカーごとに異なるため，ここでは開閉時の目標としての一例を示す

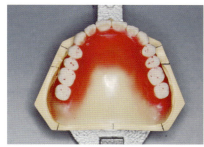 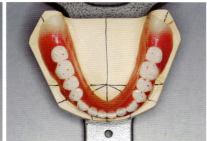

図22 均等な咬頭と窩の接触点を求めた削合調整

■ 前方運動の調整

　前方運動とは，両側の下顎頭が下顎窩の前下方に引き出されることにより発生する滑走運動である．人工歯配列後，咬合器の顆路角と切歯路角に沿って上顎蝋義歯を後方に滑走させ，上下前歯および臼歯の早期接触を削合調整し，全体のバランスをとり，スムーズに滑走できるよう調整する．

　有歯顎時代の前方運動時，下顎頭は関節結節の形態に沿ってS字状に動く．無歯顎患者の場合は浅く直線的に下降する動きを見せる．咬合紙を介在して前方運動を行わせると，習慣性開閉運動路に対して，上顎前歯舌側面に下顎前歯切端が干渉する．臼歯部は，上顎の咬頭の遠心斜面に対して下顎の近心斜面が滑走する．

■ 側方運動の調整

　咬頭嵌合位から，上下歯列が接触した状態のまま左右に下顎を動かすと，一方の下顎頭が顎関節内で回転し，他方は前下方へ移動する動きを見せる．この下顎全体の動きを「側方運動」といい，移動する側を「作業側」，もう一方を「平衡側」と呼ぶ（歯科技工辞典より）．

　咬合器（顆路角は平均値で設定）で側方運動を行い，作業側・平衡側の接触関係を調整する．側方運動において，上顎頬側咬頭内斜面は頬舌的に，そして下顎頬側咬頭は近遠心的に各々滑走して，上下の歯がハサミのように可動して食物を噛み切っていると推察できる．この動きをスムーズにするための調整が，側方運動時の調整である．上下顎歯間に咬合紙（私は40μmを使用）を介在させて側方運動を行い，咬合紙の着色状態を確認しながら，上下人工歯の咬頭内斜面および外斜面を削合する（図23）．

　側方運動時の調整ではBULLの法則に準じる（図24）．BULLの法則は側方運動時の作業側調整の基本であり，上顎頬側咬頭（Buccal Upper），下顎舌側咬頭（Lingual Lower），上顎舌側咬頭（Lingual Upper）の内斜面をBU→LL→LUの順に削合する．私はBU，LLから先に調整し，その後LUないしBLを削合するようにしている．またLU，BLを削合すると咬合面が下がることを考慮し，私は上顎臼歯配列時に上下前歯部離開と粘膜の被圧変位量・咬合調整量として，切歯ピンを約1mm挙上，咬合器上の調整量0.5mm程度で調整する．なお，平衡側の調整は咬合器では不可能である．

　側方運動時に上下顎臼歯の咬頭がスムーズに滑走し，左右側の接触点が均等に得られれば，咬合器上での側方運動の調整は完了となる（図25，26）．

　開閉運動の調整，前方運動の調整，側方運動の調整における，理想的な接触関係を図27に示す．

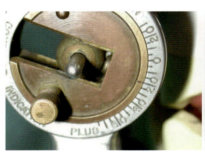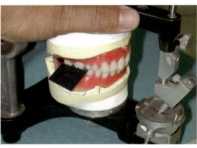

図23　40μmの咬合紙を介在させ，左右の顆頭球固定ネジを緩めて咬合器を固定し，上顎フレームの作業側を下方に押さえて，親指で押し出す

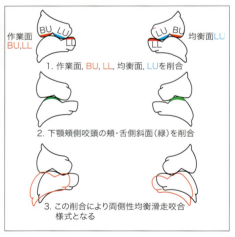

図24　BULLの法則（河邊[2]より改変）

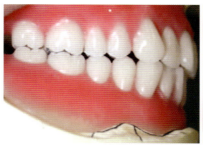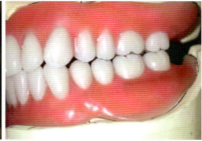

図25　側方運動時の，早期の咬合接触点を削合する

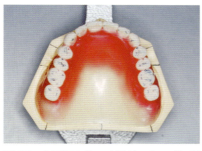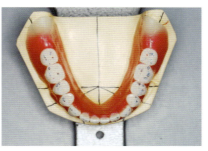

図26　上下顎臼歯の咬頭がスムーズに滑走し，左右側の接触点が均等に得られるまで，咬頭内斜面・外斜面の調整を繰り返す

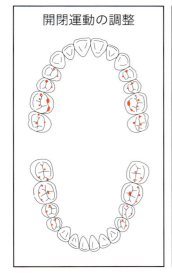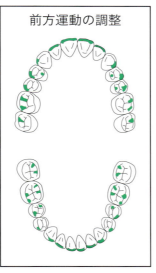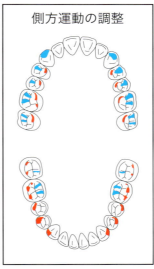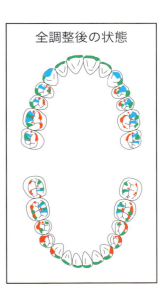

図27　開閉運動の調整，前方運動の調整，側方運動の調整における，理想的な接触関係

■咬頭の削合調整

　咬頭の削合調整は咬頭のみを平らに削合するのではなく，近心・遠心の展開角を落として咬頭を下げるのが好ましく，片側の咬頭斜面の接触は傾斜角を落とすことで調整するのがよい（図28）．私は陶歯を使用する場合は安定した同角度に削合するため，ポイント形状が変化しないダイヤモンドポイントを使用している．

　咬合器上の咬合調整とは，野球やゴルフなどの素振りのようなものだ．素振りがままならないうちはボールをコントロールできないのと同様，咬合器上の咬合調整を怠れば，義歯は口腔内で十分な機能性を発揮できないだろう．

　今日では歯科技工士の役割とされつつある咬合器上の咬合調整だが，生体に調和させるには歯科医師による仕上げなくしては成立しない作業である．患者の口腔内と模型は別世界であり，咬合器上の咬合調整では，口腔粘膜の状態や咬合力，習慣性開閉運動や平衡側の調整など生体の個体差を推し量ることはできない．

　歯科技工士による咬合器上の咬合調整，歯科医師による口腔内咬合調整の双方が徹底して行われてこそ，生体に調和した義歯がつくられるといえる．

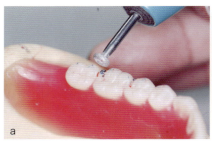
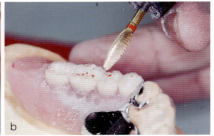

図28 咬頭の近心・遠心の展開角を落として咬頭を下げ，片側の咬頭斜面の接触は，傾斜角を落として調整する．a：陶歯はダイヤモンドポイントで調整，b：硬質レジン歯はカーバイトバーで調整

Column 8 "時短人工歯" ベラシア SA

人工歯はメーカーごとに特徴がある．特に臼歯は，咬合に深く関与し義歯の機能性に影響を及ぼすため，メーカーの製造コンセプトを理解したうえで適切な選択をしたい．

近年，咬合器上の咬合調整を短時間で済ませるべく，咬合機能を考えた人工歯も販売されるようになった．その一例として「ベラシア SA（株式会社松風）」を紹介する．これは準解剖学的人工歯であり，人工歯の咬頭にかかる側方応力の影響の軽減を図って開発された「ファセット」のある人工歯である．ベラシア SA を使用することで，義歯の横揺れの軽減を見込めるはずであり，さらに戸田式人工歯配列法を活用することで，咬合調整の少ない人工歯配列ができるはずである．調整時間の短縮とテクニックエラーの軽減は歯科医師の負担軽減ともなり，ひいては患者満足度の向上にも貢献するものと思う．適切な人工歯選択はミスの少ない配列や咬合調整の時短につながり，歯科技工士にとって技術的にも精神的にも大きな助けとなるだろう．私は，長期使用する義歯には基本的に陶歯を選択している．陶歯は咬合調整が難しいと避ける歯科医師もいるが，この人工歯はその難しさを解消するはずである．ベラシア SA は陶歯の選択ができる．

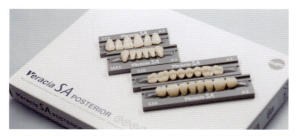

ベラシア SA（松風．硬質レジン歯と陶歯の 2 種類がある．写真は硬質レジン歯）

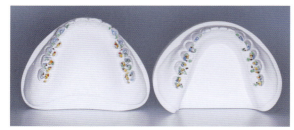

準解剖学的人工歯「ベラシア SA」．あらかじめ前方運動・側方運動に対応したファセットが付与されている

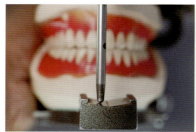
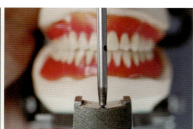
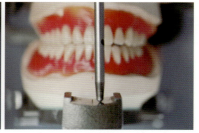

TODA DENTURE SYSTEM ＋ベラシア SA．前方運動・側方運動して切歯ピンがスムーズに滑走．咬合調整の時短を図る

Column 9　咬合紙に関する考察

　近年，和紙を使用した厚めのものから8μmという薄い咬合フィルムまで，多様な材質の咬合紙があり，その選択肢はより広がっている．歯科技工士が咬合器上で行う咬合調整と口腔内咬合調整とは，根本的に異なるということを理解したうえで，咬合紙を選択したい．

　天然歯は歯根膜による可動が約20～30μm，粘膜による可動が約400～1,200μmあると考えられる．当然，模型には粘膜がないため，可動は限りなくゼロに近い．模型と生体の誤差修正を考えると，私は咬合器上の咬合調整では40μm程度の咬合紙で十分であると考え，配列時には12μmを使ってタッピングポイントを整え，配列完了後には40μmを使用して側方運動の調整をしている．200μmの咬合紙は，口腔内咬合調整に使用し，白抜きを調整する．

　また咬合紙の厚みによって色の写り方が異なるため，人工歯の接触関係の見きわめも難しいものである．咬合紙の色は赤・青・緑・黒などがあるが，咬合調整の際，開閉運動：赤，側方運動：青，前方運動：緑というように使い分けることで，点と面の接触関係とバランスを判断しやすくなる．

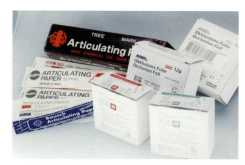

さまざまな種類の咬合紙

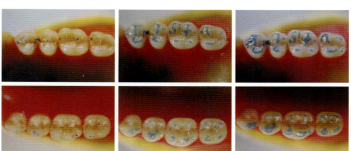

左から12μm，40μm，200μm

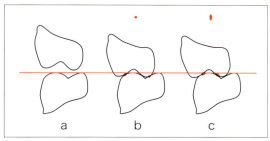

印記から見る人工歯の接触度（薄い咬合紙の場合）
a：咬合しておらず着色しない，b：咬合接触しており点状に着色する，c：側方運動時，滑走した部分に線状に着色する

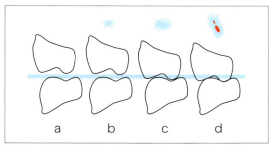

印記から見る人工歯の接触度（厚い咬合紙の場合）a：咬合しておらず着色しない，b：咬合接触していないが擦れて着色する，c：咬合接触する前にも，咬合紙の厚みで中心が濃く面状に着色する，d：咬合接触すると広い面で着色し，実際に接触している箇所は赤い点のように抜ける

【参考文献】
1）Dawson. P. E：Evaluation,diagnosis,and treatment of Occlusal problems. C. V. Mosby, St. Louis, 1974.
2）河邊清治：無歯顎の臨床－3．人工歯配列・生体に調和．一世出版，東京，1991．
・古谷野 潔：歯科技工別冊，目で見る咬合の基礎知識．医歯薬出版，東京，2002．
・細井紀雄，平井敏博ほか：コンプリートデンチャーテクニック，第6版．医歯薬出版，東京，2012．
・戸田 篤：総義歯製作を通して学ぶ歯科技工士の臨床的基礎知識と実践感覚―心で作る総義歯，第6回 続・人工歯選択，人工歯配列．歯科技工 36（3），2008．

Chapter 6
歯肉形成

1. 歯肉形成

概　念

　歯肉形成は義歯の維持安定や，義歯による口腔機能の向上，健康美豊かな口元の再建などを目的として行う作業であり，歯肉縁部や唇側・頬側・舌側における歯槽部，口蓋部などを有歯顎時代の形状（図1）に回復させることで，義歯と口腔内との調和を図るものである．

■健康歯肉と歯肉形成

　健康的な生体を参考に，歯根の方向や歯間乳頭，遊離歯肉などの口腔粘膜の形状をイメージして色や形状を再現することで，義歯の理想的な形態が見えてくる（図2，3）．義歯床は健康的な歯肉の形状を回復させなければならないが，歯肉形成で厚みを必要以上に持たせたり，逆に適正な厚みに達していなかったりすると，口腔内では異物になりかねず，義歯の安定性の低下を招く恐れもある．義歯の強度や機能性を意識して歯肉形成を行う必要があるが，ここで基礎床の1.5mm分の厚みが担保として活きてくるため，必要最低限の義歯床の強度は確保できるはずだ．なお，人工歯配列と同様に前歯部は健康美を，臼歯部は機能性を重視する．

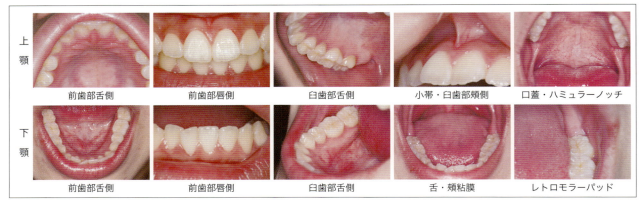

図1　健康的な生体における歯頸部や歯肉の膨らみ，歯軸の方向などを参考に歯肉形成を行う

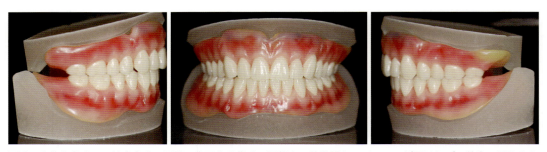

図2　生体を参考に，健康歯肉の形状の復元を目指す．形態と口腔粘膜とのバランスが悪ければ，義歯の維持安定は見込めない．この写真では色を知るためにワックスでカラーリングしてある

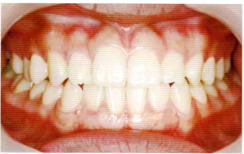
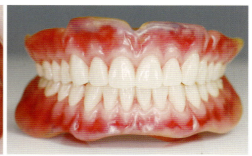

図3 健康歯肉の写真を参考に，歯肉形成を行う．歯根部を膨らませ，3|3，3|3 の歯根部を少し強調する，2|2，2|2 歯根端部を少し凹ませ，下顎臼歯部は条件に応じて増減調整する

2. 口腔機能回復のための，歯肉形成

上　顎

■前歯部
1．舌　側

　上顎前歯部舌側は，口蓋に移行する部位である．口蓋部は発音時や嚥下運動時に舌と接触するため，舌感の向上や舌房の確保を考慮しなければならない．そこで，有歯顎時代の形状と同じように人工歯の舌側カントゥア（豊隆）に沿ってワックスを増減調整して歯頸部をなだらかに形成することで，舌との位置関係の改善を図る（図4）．

1）S字状隆起と発音

　前歯部舌側において欠かせないのがサ行（サシスセソ）タ行（タチツテト）の発音と密接に関係する，S字状隆起の回復である（図5）．通常，義歯では発音しにくいとされるサ行の発音は「摩擦音」といい，舌と口蓋皺襞の隙間を抜ける空気の流れによって音が発せられている．またタ行の発音は「破裂音」といい，舌をS字状隆起に押しつけて離すことによって音が発せられている（図6）．そのため，天然歯の喪失とともに吸収してしまった歯槽骨やS字状隆起の形状を回復させなければ，上顎床と舌との距離が遠くなり，これらの発音機能に弊害が出る恐れがある．

　なお，S字状隆起や口蓋移行部の歯肉形成の際はパラトグラム[1]を参考にするとよい（図7）．

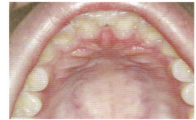
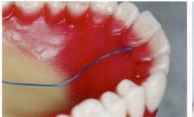
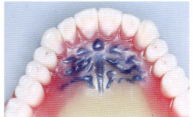

図4　上顎前歯舌側歯冠部と舌側歯肉形成

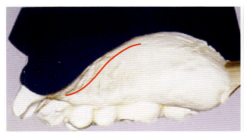
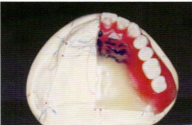
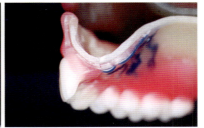

図5　S字状隆起と発音・嚥下の関係．歯槽骨とともに吸収した有歯顎時代のS字状隆起を回復させることで，発音・嚥下機能の回復が見込める

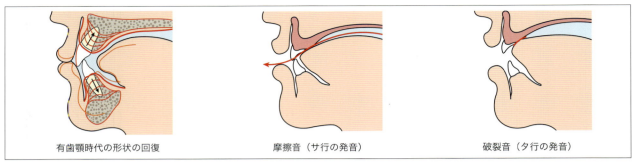

図6 S・Tの発音時における，舌と上顎床との接触関係

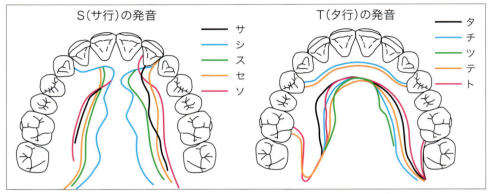

図7 パラトグラム．サ行・タ行発音時の舌と上顎床との接触関係の図解（河邊[2]より改変）

2）嚥下運動

　上顎床口蓋部と舌との関係が，嚥下運動時に関与する．唾液や咀嚼された食塊が口腔から咽頭を経て，食道へと送り込まれる一連の生理的運動を，「嚥下」という．嚥下運動時には舌尖がS字状隆起部に接触し，舌背を口蓋に押しつけるようにして咽頭方向へ食塊を送り込む動きが見られる．図8を見ると，嚥下運動時の舌と上顎床の関係が理解できるはずだ．

　また，上顎床後縁の位置や咬合高径なども関与している．上顎床後縁が咽頭方向に長すぎると義歯は嚥下運動時に軟口蓋が可動して押し下げられ，嚥下しにくくなる．また，咬合高径が低すぎると舌房が十分に確保できなくなり，逆に咬合高径が高すぎても舌が上顎床まで届かず，いずれにしても嚥下運動に弊害が出る恐れがある．ドンダースのスペースを確保しつつ，舌が口蓋にタッチする範囲と強さを調節する．

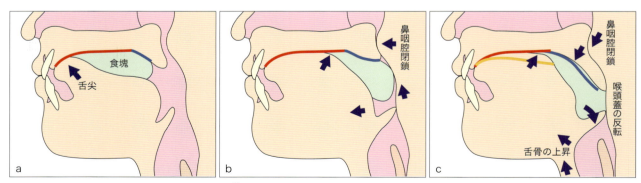

図8 嚥下時の舌の動きと上顎床の関係（渡邊ら[3]より改変．上顎床〈赤〉，軟口蓋〈青〉）．a：舌尖をS字状隆起部に押し当て，支点とする，b：舌背を口蓋に押しつけるように咽頭へ食塊を送り込む，c：上顎床後縁が長すぎると嚥下時に義歯が押し下げられる

2．唇　側

前歯部唇側は口輪筋によって口唇と連動しており，会話時や食事時において第三者の目に最もとまりやすい部位であるため，口輪筋の影響を受け，健康美と高い機能性が求められる（図9）．

患者の年齢や配列形状，口腔内の状態，その他の要望などを総合的に勘案し，歯冠長（歯根の露出など）および歯間乳頭の形状を決定する．若年の患者では，健康的でハリのある瑞々しい歯肉を表現するため，歯頸部を浅めに形成するのが好ましい．高齢の患者や個性的な配列を施した症例では，歯根部の露出や歯軸の方向とのバランスを見ながら形成すると，年齢相応の自然な歯肉を表現しやすい．

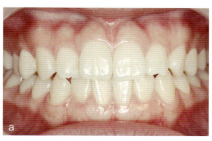 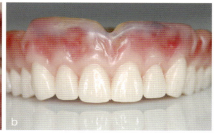

図9　上顎前歯部唇側．年齢に応じた健康美を表現する．a：天然歯列の上顎前歯の歯肉，b：蝋義歯の上顎唇側形成

■臼歯部

1．舌　側

食事時，食塊は咬合面から歯頸部に沿って舌側へ流れる．舌側に移動した食塊を舌や口蓋で味わいながら，舌の運動によって繰り返し咬合面上に乗せ，嚥下しやすい大きさになるまで咀嚼する．この一連の運動から，歯冠舌側形状は"第二の咬合面"ともいえると私は考えている．したがって，舌側歯頸部は舌の可動を阻害しないよう有歯顎時代の形状を目指して形成することで，機能回復や口腔環境の改善が期待できる（図10）[※1]．

2．頬　側

頬筋および頬粘膜は，食塊が頬側に侵入するのを防ぎ，咀嚼の度に食塊を咬合面に押し戻す役割を担っている．そのため臼歯部頬側では食塊の流れを意識し，患者の年齢や筋力に応じた形状にする必要がある（図11）．特に高齢者に顕著な，頬筋が衰えてしまった症例では，臼歯部頬側に厚みを付与して頬筋の可動域まで盛ることによって，少ない筋力でもスムーズな咀嚼が可能となるはずだ．しかし臼歯部頬側に過剰な厚みを持たせることにより，筋突起が接触してしまう可能性もある．頬筋については模型では判断できないため，歯科医師が口腔内で確認する必要がある．

■上顎床後縁の位置の決定

上顎床後縁は口蓋小窩を基準として，可動する軟組織を避けるとともに，嚥下運動時に舌がスムーズに可動できる位置に設定し，口腔粘膜を阻害しないよう薄めに形成するのが好ましい（図12）．

上顎床後縁は，嚥下や母音がオの発音，またカ行（カキクケコ）・ガ行（ガギグゲゴ）・ギャ行（ギャギュギョ）などの発音にも影響を及ぼす．軟口蓋は可動組織であるため，模型上で歯科技工士がその位置を決定することはできない．先述のように，上顎床後縁の位置が咽頭方向に長すぎると軟口蓋を刺激して嘔吐反射を引き起こしたり，嚥下運動時に軟口蓋が床縁を押し下げて義歯を脱落させたりすることもあるため，歯科医師による触診・決定が必須である．

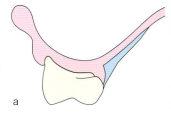 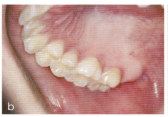 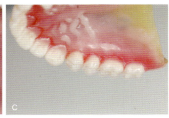

図10　上顎臼歯部舌側．歯冠部の形態は舌房の十分な確保にも関与する．a：臼歯部舌側断面図．水色部分を切削する，b：天然歯列の前歯部舌側の歯肉，c：蝋義歯の臼歯部舌側形成

※1　咀嚼された食物は歯頸線に沿って口腔内に拡がることで，より味を感じやすくなる．
※2　上顎床後縁は，金属床義歯などの後縁やポストダム付与に関与する．

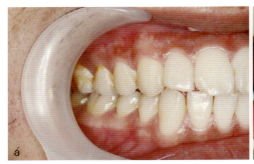
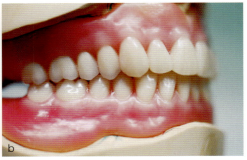

図11 上顎臼歯部頬側．食事時に，食塊が頬側に容易に侵入しない形状を目指す．a：天然歯列の臼歯部頬側の歯肉，b：蝋義歯の臼歯部頬側形成

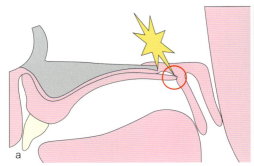
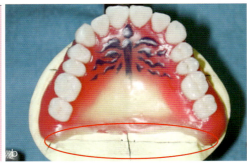

図12 上顎床後縁が触れる軟口蓋部は可動組織であり，その可動域は人により異なるため，実際に患者の口腔内で確認しなければその位置は決定できない．歯科医師による調整が必須である（イラストは渡邊ら[3]より改変）．a：軟口蓋の可動域まで上顎床が長いと障害となる，b：歯科医師による上顎床後縁の調整

■上顎床後縁のデザイン

　上顎床後縁のデザインは，口腔内の硬組織と軟組織の形状には個人差があるため，硬口蓋と軟口蓋の境の位置や形状，軟組織の可動域などは石膏模型からは判断しにくく，口腔内診査（触診）にもとづく判断が必要になる．なお上顎床の安定や吸着，発音や嚥下運動にも影響が出るので，床縁の形状は，硬口蓋の形状や横口蓋縫合の位置や形状により，U字状やコの字状，波状などさまざまにデザインすることができる．なるべく可動しない軟組織に床後縁を設置するのが好ましい（図13）[※2]．

■口蓋皺襞（横口蓋ヒダ）の付与[4]

ヒトは通常，口蓋縫線の左右に平均3〜5つ程度のヒダ（口蓋皺襞）を持っており，それらは前歯から上顎第二小臼歯遠心までの範囲内に位置しているとされる[5]（図14）．

　口蓋皺襞には個人差があるため，模型を参考にしながら走行方向や大きさ，本数などを模倣して形成するのが好ましい（図15）．生体の口蓋皺襞は軟組織であり弾性を有しているが，義歯ではそれを硬いレジンで表現することになるので，舌尖に異物感を与えないために，口蓋皺襞はあらかじめ潰れたような形状にするのがよい．患者本来の口蓋皺襞の形状を最大限に復元することができれば，不要な刺激を与えずに済み，また有歯顎時代における舌の感覚を取り戻しやすくな

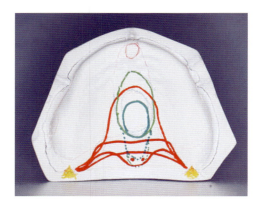

図13 患者個人の発音・嚥下の特性に応じた上顎床後縁のデザイン

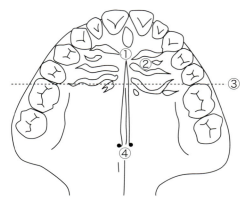

図14 口蓋皺襞．①口蓋縫線，②横口蓋ヒダ，③上顎第二小臼歯遠心点結線，④口蓋小窩

るため，異物感は最小限に抑えられるはずである．
　口蓋皺襞はサ行・夕行の発音とも深くかかわっており，また柔らかい食物を食べる際には舌と連動して食物を押し潰すなど，歯の咬合面と類似した役割も担う．

そのほか食塊形成や嚥下にも関与しており，食物をおいしく味わうために必要不可欠な重要な部位である．これらの点を鑑みても，口蓋皺襞の付与には十分に注意を払わなければならない．

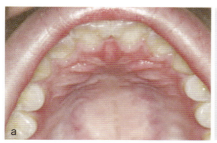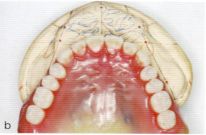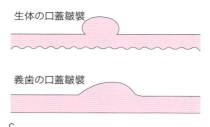

図15　生体の口蓋皺襞は可動するが，義歯では当然可動しない．a：生体の口腔内に見る口蓋皺襞，b：模型（歯・歯槽骨が欠損状態）と上顎蝋義歯，c：舌尖に異物感を与えないよう，あらかじめ潰れたような形状で口蓋皺襞を付与する

下　顎

■前歯部

1．舌　側

　舌側は舌尖が常に接触する部位であるため，舌小帯やオトガイ筋などの機能を阻害しないということに焦点をあてる必要がある．また天然歯の喪失とともに吸収した顎堤を補うため，下顎床に厚みを持たせて強度を上げる必要がある．配列した人工歯の舌側部に準じて，生体に近似した形状の回復を目指して形成することにより，十分な舌房の入るスペースが確保できる．舌への違和感を軽減するために，なだらかな面になるよう整える（図16）．

2．唇　側

　上顎同様，唇側は口輪筋によって口唇と連動するため，口輪筋の影響を受け，健康美と機能性に深く関与する．歯頸部や歯間乳頭の形状は，基本的には上顎に準じて形成する（図17）．
　下顎骨に付着しているオトガイ筋は，その可動によって下顎床を可動させ，不安定を招く恐れがあるため，筋組織の付着部とその動きを意識し，可動部と調和する形状にする．

■臼歯部

1．舌　側

　上顎同様，咬合面から歯頸部に沿って食塊を舌側に移動させ，味覚を感じながら咀嚼を繰り返して嚥下するという，食事時の口腔機能を阻害しない形状の回復を図る．臼歯部舌側においてはできる限り舌房を広くとり，安静時にも可動時にも舌の機能を阻害しないのが原則である（図18）．個々の骨や粘膜の状態によって，臼歯部舌側の形状はさまざまであり，必ずしもコルベン状であるとは限らない．最終印象によって，機能印象を採得することが望ましい．舌は安静時にも可動時にも，長時間にわたって下顎床の上に乗っており，それによって下顎義歯が安定するともいわれている．

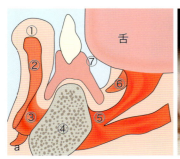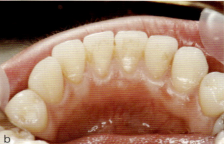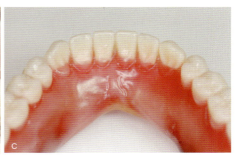

図16　下顎前歯部舌側．a：①口唇，②口輪筋，③オトガイ筋，④下顎骨，⑤オトガイ舌筋，⑥舌小帯，⑦舌側歯頸部，b：天然歯列の前歯部舌側，c：蝋義歯の前歯部舌側

6．歯肉形成　67

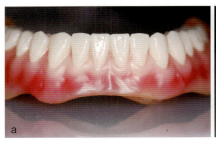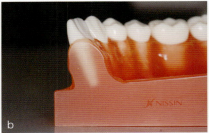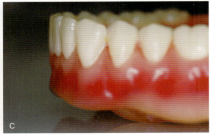

図17 下顎前歯部唇側は上顎同様，健康美を重視して形成する．a，b：配列時の歯根の方向や形状を意識して凸凹を形成，c：蝋義歯の前歯部唇側

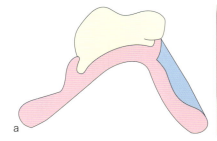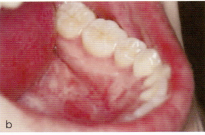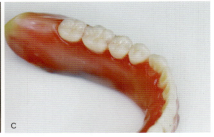

図18 下顎臼歯部舌側．a：下顎臼歯部の断面図（水色部分を切削調整する），b：天然歯列の臼歯部舌側，c：蝋義歯の臼歯部舌側

2．頬側

頬側は，頬側後方部が頬筋や咬筋の影響を受けやすいことから，筋肉や粘膜の可動に応じた形状になるよう，蝋義歯を適宜調整する．上顎同様，頬筋が衰えた傾向にある高齢の患者がいるが，そういった場合には頬筋の可動域に届くまで頬側の厚みを増減させることで，食事時に食物が頬側に溜まらずスムーズに頬筋が可動できる形状にするとよい（図19～21）．

義歯の頬側形態は，頬粘膜・頬筋・頬小帯などの可動組織による影響を受ける．辺縁封鎖させるには，最終印象による機能印象の採得が望ましい．

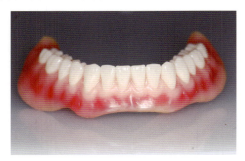

図19 下顎臼歯部頬側．頬粘膜や頬筋の可動に対応しうる形状にする

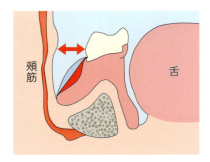

図20 下顎臼歯部頬側においては，加齢などによる頬筋の強弱によって増減調整する

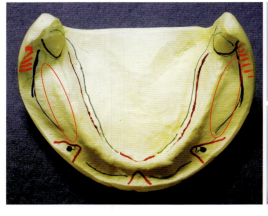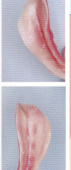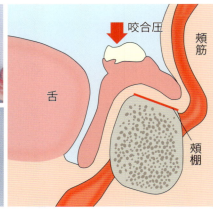

図21 頬棚．下顎頬側の平坦な骨面であり，咬合平面とほぼ平行な状態を得られていれば，咬合圧を受ける面積が広く取れ，義歯が安定しやすい

■ **下顎床の維持安定のための5つのポイント**

　下顎には舌，口輪筋，オトガイ筋，舌小帯，オトガイ舌筋，頰小帯，下唇小帯など，多くの可動組織が存在する．義歯の維持安定を得るにはこれらの可動組織を意識して，下顎床を口腔粘膜に接着させる必要がある．特に，下顎床唇側は口輪筋の影響を受けやすいので，患者の口唇の張り具合を口腔内で確認し，その凹面形を意識して形成するとよい．また，歯槽骨の吸収が著しい症例では，実際の長さや厚み，形態，安定性などを口腔内で確認し，口唇との調和が十分にとれる形状にする必要がある．しかしながら，これら可動組織の可動量や可動域は模型上では判断しにくいうえ，個人差もある．歯科技工士の施す歯肉形成や床縁形成はあくまで模型に準じたものに過ぎないため，口腔内での最終的な調整が必要である．

1．舌下腺窩部の利用

　舌下腺窩部とは，顎舌骨筋線部の上前方にある三角形の区画を指す（図22，赤円部分）．

　下顎床の維持安定を求めるとき，舌下腺窩部まで深く義歯床を伸ばすことができれば，下顎床の接着が有利になるとともに，咬合時における前方・側方への義歯の可動の制御が見込めるはずである．

2．顎舌骨筋線下への義歯床の延長

　下顎床は上顎床に比べて面積が狭く，接着に不安定要素がある．特に，側方圧を受ける際に安定性が求められる（図22，緑円部分）．舌側の顎舌骨筋線を超えて少しでも義歯床を延長できれば面積の増加により，義歯の安定性の向上が見込めるはずだ．ただし症例によっては，下顎床の長さや厚みが義歯の挙上や舌の運動の妨げの原因となることもあるため，見きわめが肝心である．

3．下顎歯槽骨の経年変化を知る

　歯槽骨の吸収量が少なければ歯槽堤も高く，下顎床の面積が広くなり，咬合圧や側方圧を受けても義歯は安定するが，歯槽骨の吸収が多く床内面の面積が少なくなると（図23，オレンジ部分），咬合圧や側方圧がかかった際，義歯は安定性を失って十分な機能を発揮することが難しくなる（図23）．

4．レトロモラーパッド

　下顎床後方，軟組織部分にレトロモラーパッドが存在する．レトロモラーパッドの下には変化の少ない臼後三角という骨があり，歯槽骨の吸収に伴う影響を受けにくいので，下顎床後縁や咬合平面の高さを決定する際の，ランドマークとすることができる．

　なお，レトロモラーパッドは舌と頰粘膜の間に挟まれた三角形の隙間に存在することから，口腔内が陰圧となって嚥下運動が正常に行われるとき，舌と頰粘膜と上顎結節との間で弁のような役割を果たしていると推察できる．下顎床の後方はへこませない．

　また，レトロモラーパッドは可動組織であり，後方は翼突下顎縫線になるため，前縁の1/2を覆う程度にしておくのがよい．またその隙間は空気が入り込みやすい部分でもあるため，十分な注意が必要である（図24）．

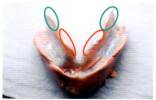

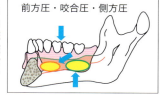

図22　舌下腺窩部（赤円）と顎舌骨筋線下（緑円）の利用が可能であれば下顎床の維持安定につながる．咬合における側方運動や前方運動時の機能圧に対応できる

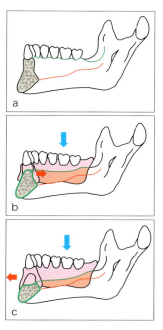

図23　下顎歯槽骨の経年変化に伴う維持安定の違い．a：天然歯，b：無歯顎になり顎堤が残っている場合は骨がストッパーの役割を果たし，咬合圧や側方圧を受けても義歯を動かさない．c：無歯顎になり顎堤の吸収が多くなると，骨のストッパーがなくなるため咬合圧や側方圧に耐え切れず，義歯が前方や側方にずれ，安定性を欠いてしまう

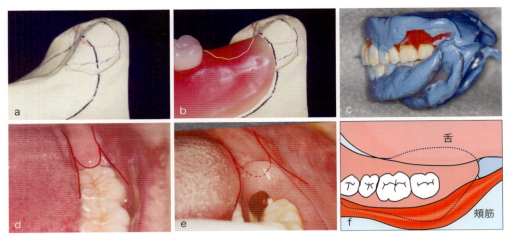

図24 レトロモラーパッドは解剖学的ランドマークであり，義歯との関係は多大である．a：模型上のレトロモラーパッド，b：レトロモラーパッド前縁1/2を床縁で覆った状態，後方（黄線）はへこませない，c：レトロモラーパッドと上顎床の関係，d：天然歯列のレトロモラーパッド，e：義歯装着時のレトロモラーパッド，f：舌と頬筋の関係

5．頬 棚

　頬棚は下顎義歯の維持安定のキーポイントとなる．頬棚とは下顎臼歯部頬側に位置し，歯槽骨の吸収に伴い，頬小帯からレトロモラーパッド，および外斜線から歯槽頂までを範囲とした，やや平坦で広い面積を持った組織である（図21）．骨組織が緻密で顎堤吸収による変化を受けにくいため下顎骨で最も安定性を持ち，咬合圧を受けやすい．義歯床で被覆しやすく下顎義歯の安定に欠かせない，咬合圧負担域の代表的部位である．咬合平面とほぼ平行な頬棚が得られている場合は，咬合圧を受けても外斜線まで広く覆うことができれば，安定しやすい．

Column 10　歯頸部と義歯床の展開角

　前歯部唇側においては上下顎ともに審美性を優先する必要があるため，生体を模して患者の年齢に相応な歯肉形成を施したい．前歯部唇側には120～135度前後の展開角を付与して健康美の再建を図り，臼歯部舌側には120度前後の展開角を付与して歯石や食渣の付着を抑え，また舌に違和感を与えないようにする必要がある．

　私はこの展開角の付与の効率化を図るために，市販の形成器の先端の角度を，中央から片方は約30度，もう片方は約45度に開くようカスタマイズして使用している．それによって，歯頸部と義歯床の展開角を設定する際に，歯面に対して直角に45度の側で形成を行えば，容易に135度の角度を与えることができ，舌側は歯面に対して45度に30度の側でトリミングした後，45度の側で歯軸に対して直角に形成すれば，120度の展開角を得ることができる．このように，形成器の先端が成す角度を把握していれば，形成する角度を容易に計算することができる．

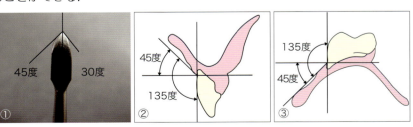

人工歯と義歯床の歯頸部の角度．①私が独自に行っている形成器のカスタマイズ，②前歯の展開角，③臼歯の展開角

上下顎の歯肉形成の作業風景を，解説とともに以下に示す（図25）．

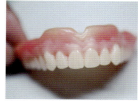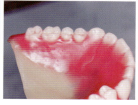

上顎 ①人工歯を動かさないよう注意して，片側ずつワックスを盛りつける．

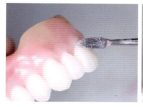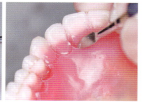

②前歯歯冠長の長さ（深さ），唇側・舌側の歯頸線を決定し，適正な歯間乳頭を付与し，歯冠形成する．

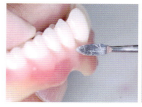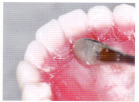

③決定した歯冠長に，歯軸に対して約120〜135度の歯頸部の展開角を付与する．

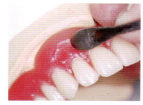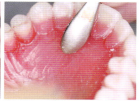

④歯軸に対し適切な歯根の形成をするとともに，床縁の豊隆を形成する．上顎舌側はS字状隆起を回復させる．

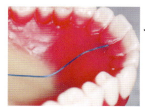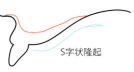

⑤S字状隆起を回復させる．

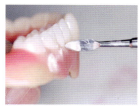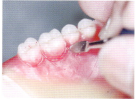

⑥臼歯歯冠長の長さ（深さ），頬側舌側の歯頸線を決定し，適正な歯間乳頭を付与し，歯冠形成する．また，歯軸に対し適切な歯根の形成を行う．舌側は舌房を広げ，頬側は頬筋や可動組織の妨げにならない形状にする．

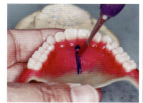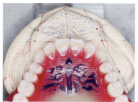

⑦模型を確認し，患者固有の口蓋皺襞の本数，方向，太さなどを模倣して付与する．

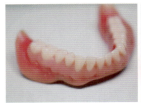 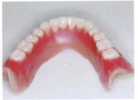

下顎 ⑧人工歯を動かさないよう注意して，片側ずつワックスを盛りつける．

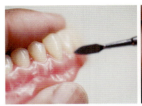 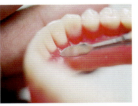

⑨前歯歯冠長の長さ（深さ），唇側・舌側の歯頸線を決定し，歯軸に対して約120～135度の展開角を付与する．

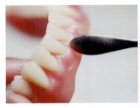 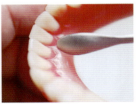

⑩歯軸に対して適切な歯根の形成をするとともに，唇側・舌側の適正な豊隆を付与する．

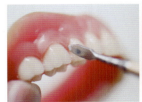 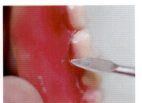

⑪臼歯部の歯冠の長さ（深さ），頰側・舌側の歯頸線を決定し，適正な歯間乳頭を付与して歯冠形成する．

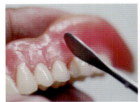 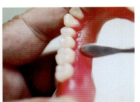

⑫歯軸に対して適正な歯根形成をする．頰側は頰筋の可動に準じて形成し，舌側は舌の可動の妨げにならないよう形成する．

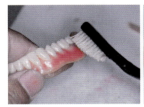 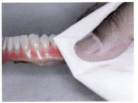

⑬ワックス分離材塗布後，柔らかくブラッシングし，布で磨く．バーナーを使用する場合には，レジン歯の人工歯面を炙ってはならない．

図25 歯肉形成，手順

Column 11　義歯と発音の関係

　義歯によって引き起こされる発音障害では，義歯の形態不全が代表的な要因として挙げられる．たとえば咬合高径が高すぎたり低すぎたりする場合には，上唇と下唇を接触させて発音するパ行（パピプペポ）やバ行（バビブベボ）などの発音がしにくくなることがある．上顎前歯配列に不適切な要因があると，下唇を軽く嚙んで発音するファフィフェフォやヴァヴィヴェヴォなどの発声時に，影響を与えてしまう．

　総義歯使用患者にしばしば見られる発音障害のサ行やタ行は，Ｓ字状隆起や口蓋皺襞の形状不全によって引き起こされやすい．また口蓋後縁に形状不全のある場合には，カ行やガ行などの調音障害を起こしやすい．口腔内の形状と舌との関係の回復を図らなければならない．

　発音とは，息を送り出すとともに音を発生させて調整する作用のことを指し，歯，口，鼻，口唇，舌などの器官が関与している．また声には強弱・高低・長短・音色などのさまざまな要素がある．表に調音部位と調音方法とによる日本語音の分類を示す[6]．

　この表によれば，日本語の発音は「破裂音」「通鼻音」「摩擦音」「破擦音」「弾音」などの様式に分類されており，部分的には口唇，歯，舌，歯茎，口蓋などを使っているのがわかる．では，発音障害はなぜ起きてしまうのだろうか？　それは，歯が失われるとそれに伴って歯槽骨の吸収や顎堤の変化が起こり，有歯顎時代には何ら問題なく発音できていた音が，こういった生体の形状変形とともに失われてしまうためである．このような発音障害を解決するためには，生体の正常時の形状を再現する必要性が出てくる．

調音部位と調音方法とによる日本語語音の分類（秀島ら[6]より引用）
太字の歯茎音，軟口蓋音で，後続母音が [イ] の音節は義歯装着時に影響を受けやすい．

		両唇音	歯音	歯茎音	硬口蓋音	軟口蓋音	声門音
破裂音	無声音	パ行		タ,テ,ト		**カ行**	
	有声音	バ行		ダ,デ,ド		**ガ行**	
通鼻音	無声音						
	有声音	マ行		**ナ行**			
摩擦音	無声音	フ	サ,ス,セ,ソ	**シ**	ヒ		ハ,ヘ,ホ
	有声音	フヮ	ザ,ズ,ゼ,ゾ	**ジ**	ヤ,ユ,ヨ		
破擦音	無声音		ツ	**チ**			
	有声音		ヅ	**ヂ**			
弾音	無声音			**ラ行**			
	有声音						
母音	小開き母音				イ	ウ	
	半開き母音				エ	オ	
	大開き母音				ア		

6．歯肉形成　**73**

蝋義歯の口腔内試適と調整について

歯肉形成の完了後（図26），蝋義歯を歯科医院に送り，歯科医師が口腔内試適および調整を行う．

今日では人工歯配列や歯肉形成といった作業は，歯科技工士に一任される場合がほとんどであろう．ここで留意しておきたいのは，歯科技工士の施す人工歯配列や歯肉形成は「あくまで咬合床に印記された情報にもとづいて加工しているに過ぎない」という点である．顔貌や口腔内での違和感など，生体に調和させる努力は歯科医師に委ねられる．

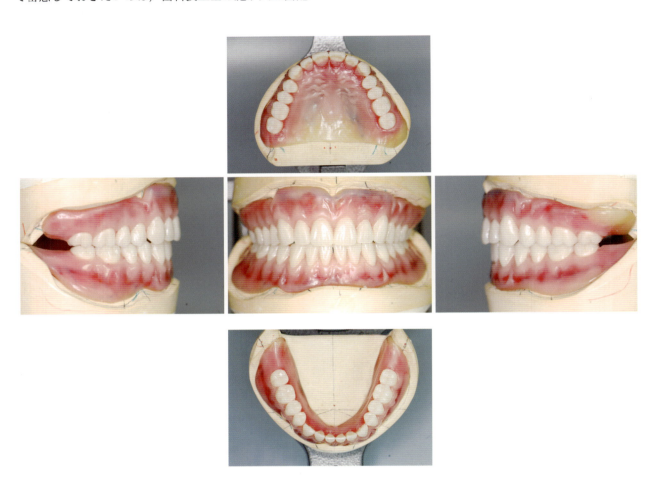

図26　歯肉形成完了

Column 12　歯科技工士にとって重要な作業，歯肉形成

　歯肉形成は歯科技工士の個性を出しやすく，ある意味では楽しさとやりがいを感じられる作業である反面，知識や臨床経験に伴う技術が伴わないと，発音や嚥下に大きく影響を与えてしまうというリスクもあり，腕と責任が最も問われる作業であるといえる．40年あまりの臨床経験を持っている私でさえ，今でも歯肉形成は難しく，十分に機能する義歯をつくるには，患者の要望や経年変化への対応にも気遣いが必要であり，常に気を引き締めて取りかかっている．

　たとえば口蓋皺襞は，なぜヒトの口腔内に存在しているのであろうか？　生体に必要のないものは徐々に退化していくのが自然の摂理であるが，ヒトの口腔内にも今もなお存在するのはなぜだろうか？

　それは，私たちが食物をおいしく食べるために，それらの器官が必要だからであると，私は考えている．口蓋皺襞はまだ歯のない乳幼児期に形成され，母乳を吸うことにより"乳が流れる道"として嚥下運動時に必要とされる皺と聞いたことがある**（図）**．歯があっても，豆腐やプリンなどの歯で噛んで食べるには及ばない柔らかい食物は，舌で押し潰して食べているはずである．また食物は口腔内で唾液と混ざり合って舌の味蕾を刺激し，それによって味わいを感じることができ，流動的でスムーズな嚥下運動につながるのではないだろうか．また同様に下顎頰側臼歯部は，頰筋や頰粘膜により噛み砕いた食片を歯に持ち上げるための，大切な部位である．そのため，もしここに過不足があると食事がしにくくなってしまう．どんなに些細な部位であっても，ヒトの口腔内には不必要な器官などはないということである．

　本章でも，歯肉形成は口腔内の形状を復元するための高度な技術を要求されることはもちろん，多くの時間も費やさざるを得ない，重要かつ困難な作業であることは述べてきた．しかし，このように重要な作業であるにもかかわらず「時間がかかるから」「研磨が大変だから」などと，その工程を省くような現状があるとするならば，それはいかがなものだろう．「患者のために」という歯科技工士としての初心や，本来あるべき姿勢を忘れてしまってはいないだろうか．歯肉形成は大切な技工技術である．

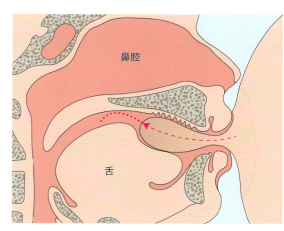

図　乳頭を力強く吸引し，舌で口蓋に押しつけることにより，上下歯槽は発育する（伊藤[7]より改変）

【参考文献】

1) 荒井賢一：パラトグラムによる日本語調音の生理学的研究（第1篇）正常篇（附録）．歯科学報 58（10），1958.
2) 河邊清治：臨床総義歯学．永末書店，東京，1972.
3) 渡邊誠，森本俊文，妹尾輝明編：目でみる顎口腔の世界，歯科技工別冊，医歯薬出版，1996.
4) 上條雍彦：口腔解剖学5巻，内臓学，第2版．アナトーム社，東京，1971.
5) 上條雍彦：小口腔解剖学．アナトーム社，東京，1962.
6) 秀島雅之，松浦　博：義歯と発音機能—音声認識システムによる発語明瞭度の客観的評価．東京都歯科医師会雑誌 61（1），2013.
7) 伊藤吉美：口腔内科学，永未書店，京都，1985，318.
・古谷野　潔：歯科技工別冊，目で見る咬合の基礎知識．医歯薬出版，東京，2002.
・IPA（International Phonetic Alphabet，国際音声記号）
　http://www.internationalphoneticalphabet.org/ipa-sounds/ipa-chart-with-sounds/

Chapter 7
最終印象から重合，研磨・仕上げ

1. 最終印象

最終印象採得 (酒井勝衛)

私は，最終印象とは「咬合機能の印象」と考えている．口腔内咬合調整後，蝋義歯が咬頭嵌合位で安定していれば，咬合圧をかけながら頬粘膜・舌・筋などを可動させ，口腔粘膜の機能圧下での印象採得（最終印象採得）を行う．

患者の口腔内で義歯を十分に機能させるには，被圧変位量や可動粘膜，顎堤などの機能印象を採り，義歯に最終調整を施す必要がある．印象材のコントロールの良し悪しが完成義歯の精度を左右するため，印象法や使用材料は症例に応じて選択する．

最終印象採得は蝋義歯で行うため，口腔内装着時に患者が強く噛み込むと，人工歯の脱離や義歯床の変形などを招く場合があるため，注意を要する．なお，基礎床にはパラフィンワックスではなくベースプレートLC（シージーケー株式会社）を使用する．

■最終印象の目的

1．閉唇・咬合・機能時の動きを印記する

上下顎蝋義歯の試適を行い，上下臼歯後方部で義歯床同士が接触していないか，咬頭嵌合位で正しく咬合するかを確認する．

2．粘膜の被圧変位量の誤差修正

生体とは異なり模型には被圧変位がなく，そのまま製作すると粘膜の被圧変位量の分だけ適合性に誤差が生じるため，それを修正する．

3．咬頭嵌合位の再確認

患者に嚥下運動を行わせることで，咬頭嵌合位を再確認し，顎位を咬頭嵌合位へと機能的に誘導することで，咬合圧が加わった状態の印象がとれる．

4．床周縁の形成

頬筋や舌などを可動させ，開閉時・機能時の床周縁の形状の印象を採得する．

5．可動組織の印象採得

粘膜に対して均等に咬合圧をかけるため，あらかじめ粘膜の被圧変位量に応じた力で加圧し，顎堤周囲の筋や可動組織との動的安定を求める．

■蝋義歯床周縁の形態修正

最終印象採得に先立ち，可動組織の動きを妨げないよう，口腔内で上下顎蝋義歯の床周縁の形態を修正する．

■上顎の最終印象採得

上顎蝋義歯床粘膜面に接着剤を塗布した後，流動性のある印象材を盛りつける．口蓋部はごく薄くし，床周縁に向かってやや厚く盛りつけ，上顎蝋義歯を口腔内に適合させる（このとき，先に上顎蝋義歯を適合させると患者の嘔吐反応を招きやすくなるため，必ず下顎蝋義歯を先に口腔内に適合させてから，上顎の最終印象採得を行う）．顎堤の唇側面では印象材が流動しにくく，上顎蝋義歯が前方に変位しやすい．下前方から上後方に向かって人差し指で口蓋部を圧接し，前歯部の印象材を十分に排除させ，患者には静かに咬合した状態から，徐々に咬合圧を高めさせていく（図1）．

印象材の初期硬化が始まった頃を見計らって，患者に，咬合を続けたまま「ウ」の発音（口唇を前方に突き出させる）を，次に「イ」の発音（口唇を左右に伸ばさせる）を2，3度行わせる．こうすることで，上唇小帯・頬小帯・口輪筋・頬筋などの可動範囲の印象が採れる．高齢者や筋力の衰えが著しい患者では，術者が患者の口唇を手指で可動させて，これらの印象を採ることもある．

次に，口蓋中央部を押さえて「オ」の発音をさせ，頬筋の可動範囲の印象を機能的にとる．その後，軽く咬合させた状態で印象材の硬化を待ち，硬化が確認できたら上顎蝋義歯を取り出し，印象材の余剰部を削除して形態修正を行う．

上顎の最終印象採得で最も重要なのは，柔らかく流動性のある印象材を使用することと，口蓋部の印象はごく薄い膜状になるよう採らなければならないことである．特に，口蓋部の印象が厚くなってしまうと，最終印象採得の本来の目的は果たせない．

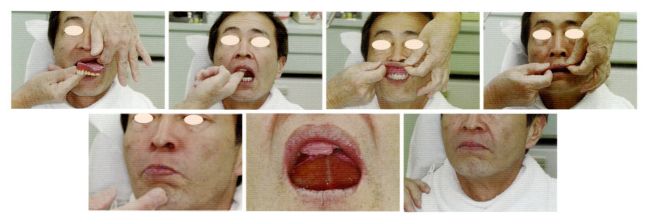

図1　上顎の最終印象採得

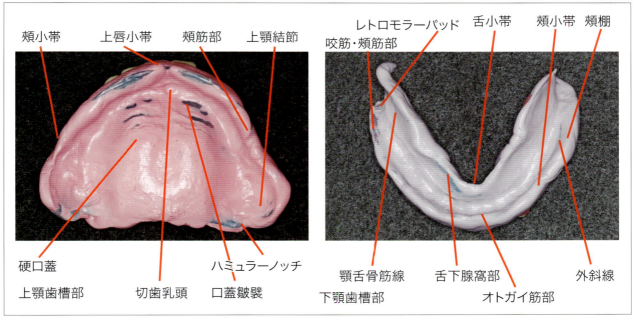

図2　最終印象から見える解剖学的ランドマーク

■**最終印象から見える，上顎義歯に生体の関与する部位**

　最終印象採得後の印象面や蝋義歯の床周縁を見ると，機能時における可動組織（上唇小帯・頬小帯・口輪筋・頬筋）の可動範囲，および硬口蓋・ハミュラーノッチの形状が印象されているのが確認できる（図2）．

■下顎の最終印象採得

　下顎蝋義歯床粘膜面に接着剤を塗布した後，印象材を薄く均等に盛りつけ，下顎蝋義歯を正しく口腔内に適合させる（図3）．上顎とは異なり，面積の狭い下顎床には流動性の低い印象材が適している．

　印象材の初期硬化を待ち，上顎蝋義歯と軽く咬合させて，患者に少しずつ咬合圧を高めさせる．上顎同様「イ」「ウ」の発音を数回行わせることで口唇を前方・左右に可動させ，下唇小帯・オトガイ筋・口角モダイオラス(モジオラス)・頬小帯の可動範囲の印象を採る．特に口角モダイオラスは，口角を引き締めて食物や唾液を口外に漏出させないよう，義歯を外側から支える働きを持つ重要な部位である．

　次は開口させて，蝋義歯の下顎臼歯部を両手の人差し指で静かに指圧し，患者に舌を前方に伸ばさせたり，左右に動かさせたりする．これにより，頬筋・咬筋・舌小帯の可動範囲の印象が採れる．高齢者や筋力の衰えが著しい患者では，術者が下唇を持って下唇小帯・頬小帯を可動させることもある．

　患者に再び咬合させて唾液を嚥下させ，咬頭嵌合位への誘導を図ると同時に，口腔底粘膜組織の挙上域を印象する．印象材の硬化が確認できたら下顎蝋義歯を取り出し，印象材の余剰部を削除して形態修正を行う．

■最終印象から見える，下顎義歯に生体の関与する部位

　最終印象採得後の印象面や蝋義歯の床周縁を見ると，機能時における可動組織（舌小帯・頬筋・咬筋・オトガイ筋・舌下腺窩・頬棚・レトロモラーパッド・口輪筋・下唇小帯・頬小帯）の形状および可動範囲が，印象されているのが確認できる（図2）．

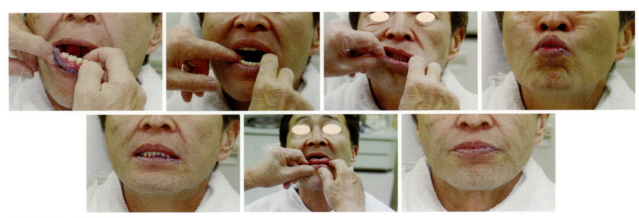

図3　下顎の最終印象採得

（酒井勝衛）

■ 個人トレー印象・最終印象・完成義歯の比較

歯科医師が個人トレーを用いて印象採得した際にかかる手の圧力と，通常時に口腔内で人工歯によってかかる咬合圧は異なるはずである．実際に，個人トレーによるシリコーン印象，最終印象，完成義歯をそれぞれ比較すると，それぞれの加圧状態の差が，粘膜・骨の形状や床縁の形状の違いとして粘膜面と研磨面の形状に現れるはずである（図4）．

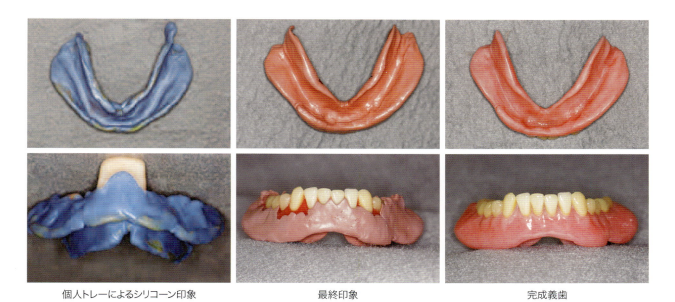

個人トレーによるシリコーン印象　　　　最終印象　　　　完成義歯

図4　個人トレー印象・最終印象・完成義歯の比較．個人トレーによる印象採得と，最終印象採得の加圧状態の差が，粘膜の機能印象の形状の違いとして現れ，完成義歯に反映される

床用レジンのシェードテイキング

義歯床の色を生体に調和させるには，最終印象採得時に口腔粘膜のシェードテイキングも同時に行うのが望ましい．患者の口腔内は十人十色であり，患者満足を考慮するならば，適正な色調選択をすべきである．

床用レジンはメーカーごとにさまざまで，その選択肢は多岐にわたる．シェードテイキングの際は，シェードガイド（歯科技工士も，歯科医師が使用するものと同じシェードガイドを持っておくとよい）を患者の口元に近づけて見比べることで，自然な歯肉色を選択しやすくなり，健康的で違和感のない口元を演出できる（図5）．

口腔内写真を参考に歯科技工士が床用レジンの色を選択することも可能だが，その際は口腔内写真だけでなくシェードガイドも一緒に写った写真を提示してもらうとよい（図6）．

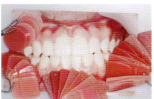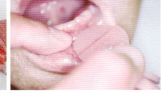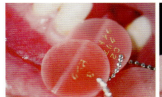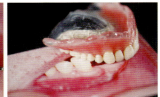

図5　床用レジンのシェードテイキング．シェードガイド（左：GC，右：松風）を用いて，歯肉色を選択・決定する

図6　口腔内写真を参考に行うシェードテイキング

■ 年代別に見る健康歯肉

　レジンで歯肉の健康美を表現するには，参考として年代ごとの健康歯肉の状態を知る必要があるはずだが，臨床において健康状態の口腔内写真を撮影しておくことは当たり前ではない．とりわけ，歯科技工士が健康な口腔内写真を目にすることは少ない．しかし，年齢や性別などの個性によりさまざまに色や形状が異なることが，健康歯肉の写真からわかる．

　群馬県みどり市開業の歯科医師・籾山道弘先生は，患者の健康歯肉の写真を多数撮影し，臨床に大いに活用されている．籾山先生撮影の，30代・50代・70代の患者（男女別）の健康歯肉の写真の一部を図7に示す．

■ 床用レジンに求める特性（表1）

　床用レジンは寸法精度が良好であること，重合後の機械的性質や対磨耗性に優れ，科学的に安定（無味・無臭・無害）していることが重要である．また審美性に優れて破折や変形も少なく，操作性に優れ修理が容易であること，生体親和性がよく，残留モノマーが少ないことが好ましい．

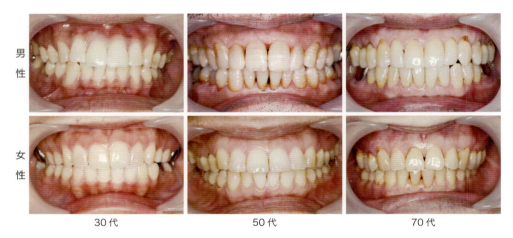

図7　男女別，各年代健康歯肉写真（写真提供：群馬県みどり市・籾山道弘先生）

表1　床用レジンに求める特性（金竹[1]より改変）

- 強度・硬度が十分にある
- 寸法安定性がよい
- 不快臭・刺激，毒性がない
- 歯肉色に近い色を再現できる
- 比重はなるべく小さい
- 耐久性に優れている
- 軟化点が高く，100℃以下の温度では変化しない
- 唾液，飲食物，水分に侵されず，吸水性が軽微である
- 表面が滑沢で，きれいである
- 形成方法が簡単で，かつ修理可能である
- 多少の粘り強さを持っている

重合用模型製作

　最終印象採得後の蝋義歯床粘膜面と床縁に，重合用の石膏を注入する．石膏は，レジンの重合収縮に対応できる硬化膨張率を考慮したものを選ばなければならない．

　私は，硬石膏のヒドロギプス（株式会社松風，硬化膨張率0.28％）を主に使用している（図8）．石膏注入後，完全に硬化する直前に余剰部を削除する．石膏の硬化が確認できたら（図9），フラスコ埋没へと移行する．

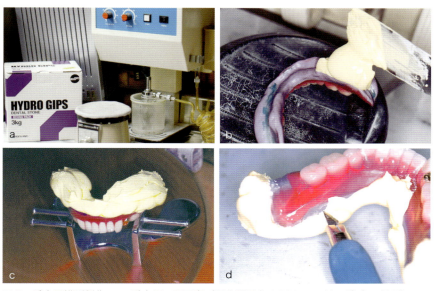

図8　重合用模型製作．a：重合用の硬石膏（硬化膨張率0.28％のヒドロギプス：松風），b：最終印象面に重合用石膏を注入，c：初期硬化を待つ，d：完全に硬化する直前に余剰部を削除

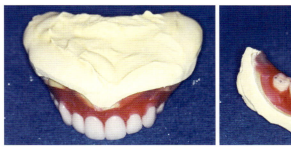 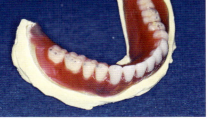

図9　重合用模型，完成

7．最終印象から重合，研磨・仕上げ

2. 埋没・流蝋・レジン填入

埋没

■1次埋没

埋没は，完成義歯の精度を左右する重要な作業である．そのため，使用するフラスコは，精度が高く加圧時における石膏の硬化膨張を防げるもの，上盒と下盒が正確にもとの位置に戻り，がたつかないものを選択する必要がある．私は，上下的・水平的に精度の高いHANAU FLASK（ウォーターピックテクノロジー）を長年使用している（図10 a）．

フラスコ下盒の基底面に石膏分離材を塗布し，模型を石膏で固定する．1次埋没や3次埋没のような，義歯をフラスコ内で安定させるための石膏には，私は歯科用焼石膏（SSS焼石膏IIプラス1）を使用している．この石膏は加熱すると軟化するという特徴を持っているため，掘り出し時における義歯の破損などのテクニックエラーを回避できるからである．

■遁路の付与

石膏が硬化したら，厚みが約1.5mm，1辺が約5～10mmの三角形の遁路を3カ所設ける（図10 b, c）．遁路を付与することで，レジンの填入・加圧時に起こる余剰レジンのバリによる咬合高径の変化を防げ，十分に加圧されているかを確認することができる．

遁路を付与したら石膏分離材として石鹸水を塗布し，2次埋没に移る．

■2次埋没

私は，2次埋没にはニューフジロックIMP（株式会社GC，硬化膨張率：0.06％）や，アドバストーン（株式会社GC，硬化膨張率：0.09％）を主に使用している．これら超硬石膏や義歯埋没用石膏は，硬化膨張率が著しく低い．そのため，2次埋没に発生しやすいテクニックエラーである，石膏の硬化膨張による配列形状の変形のリスクがきわめて低く，人工歯配列と研磨面の精度を保つことができる．また研磨時の作業時間の短縮を図るためにも，きめの細かい石膏を選択するのがよい（図11）．

■3次埋没

フラスコ内を普通焼石膏で満たし，フラスコの咬合面に石膏のバリが入らないよう埋没を完成させ，フラ

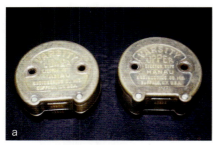 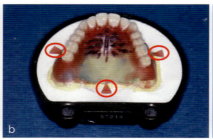 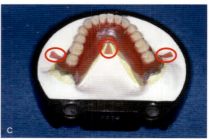

図10 1次埋没．a：安定性の高いHANAU FLASK．b，c：蝋義歯床粘膜面の埋没後，石膏の硬化を確認できたら三角形の遁路を3カ所ずつ付与する（赤丸部分）

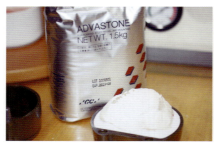 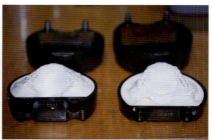

図11 2次埋没．蝋義歯研磨面および人工歯の咬合面を埋没するため，硬化膨張率が低く，きめの細かい石膏を使用する（写真はアドバストーン：GC）

スコの上盒・下盒を重ねてプレスして石膏の硬化を待つ．プレスの際は石膏の硬化膨張によってフラスコが浮かないよう，50kg/cm²の圧力をかけるのが好ましい．3次埋没の時点で50kg/cm²まで加圧しておけば，この後に続くレジン填入時に40kg/cm²の圧力でプレスしても，フラスコ内部の石膏を破損させずに済む．

1次〜3次埋没におけるフラスコの断面図を，図12に示す．

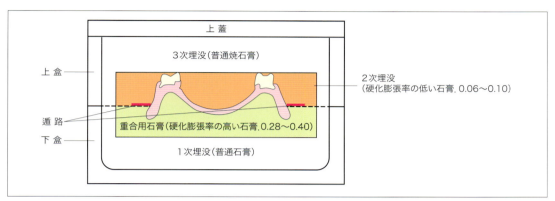

図12　1次〜3次埋没時のフラスコ断面図

流　蝋

プレスが終了し石膏の硬化を確認できたら，フラスコを水中に入れてゆっくり80℃まで加熱し，上盒・下盒を分割して流蝋する．加熱することで石膏内部のワックスが適度に軟化するため，容易に取り出すことができる（図13）．その後，100℃の熱湯を注いでフラスコ内に残ったワックスを全て除去し，レジン分離材を塗布して，フラスコを常温に戻るまで放冷する．

最終印象を採らない場合は，重合の精度を自ら確認できるよう，作業用模型を使って重合用模型をシリコーンにて製作し，フラスコ埋没移行する（図14）．

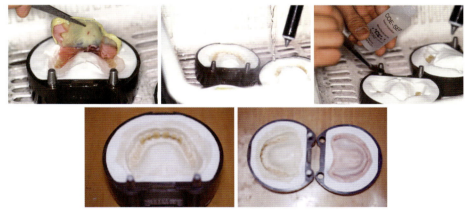

図13　重合用模型からワックスを完全に取り除き，レジン分離材を塗布する

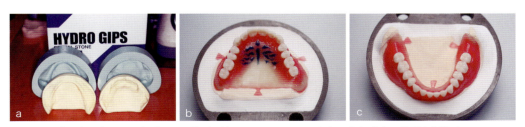

図14　最終印象を採らない場合．a：模型を使って，シリコーン印象により重合用模型を製作する．b，c：重合用模型で埋没する

重合時のリリーフ

重合時のリリーフ部位は歯科医師が口腔内で診断し，口腔粘膜の被圧変位量のバランスをとり疼痛を防ぐため，再びリリーフを付与する．模型にリリーフした絆創膏をそのまま使用し，重合時の熱によって絆創膏の糊が出ないよう，錫箔（株式会社松風）を瞬間接着剤で貼付するとよい（図15）．

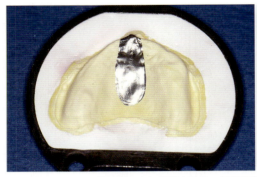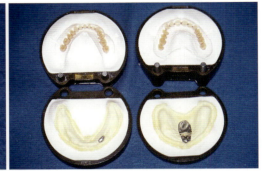

図15　リリーフ．絆創膏の上に錫箔を貼り，瞬間接着剤で周囲を貼付する

レジン塡入

塡入時に注意すべきテクニックエラーには，①レジンのバリによる咬合高径の変化，②不良フラスコによる位置のズレ，④石膏の膨張によるレジン収縮の補償，⑤レジン塡入時の加圧不足，⑥ポリマーとモノマーの混液比の不正，などが挙げられる．

■加熱重合レジンの混液比の私的見解

通常，加熱重合レジンのポリマー（粉末）とモノマー（液体）の混液比は2：1とされているが，溶出する残留モノマーを考えると，モノマーの割合を可能な限り抑えて重合したい．

そこで，適量のモノマーに対してポリマーを少量ずつ加えて混和し，ポリマーがモノマーを吸収しなくなった時点の比率を割り出したところ，2.5：1で餅状（dough）となった．この比率でレジンを混和すれば，理論上は重合収縮や残留モノマーを大幅に軽減できるはずである．ただし，室温が高いと初期硬化が早まるので注意が必要である．環境温度変化のある場所ならば，ポリマーとモノマーを冷蔵庫で冷やして混和させるとよい．

■レジン塡入，プレス（図16）

レジンが十分に混和して餅状になったところで，量に過不足がないよう注意しながらフラスコに塡入し，数回に分けてプレスを行う．私は1回目のプレスは，10kg/cm^{2}までゆっくりと圧力をかけていく．圧力計が下がったらその都度圧を上げ，これを2〜3分間繰り返して溢れた余剰レジンを除去する．

同様に2回目（20kg/cm^2），3回目（30kg/cm^2）4回目（40kg/cm^2）と，プレスと余剰レジンの除去を行う．余剰レジンは1次埋没時に付与した遁路に集中し，遁路以外にはレジンのバリは出ないため，咬合高径の変位を防ぐことができる．遁路の中に余剰レジンが出なくなるまで，40kg/cm^{2}でのプレスを繰り返し，遁路の隅に隙間を確認できれば，それは十分に加圧されていることの裏付けであるため，プレスを終了する．その後，上盒と下盒を重ねて再度圧力をかけ，40kg/cm^{2}の加圧状態を維持して，バネのついた加圧用クランプで固定し，重合器に入れる．

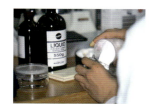	①レジンのポリマー，モノマーを 2.5：1 の比率で混和する．残留モノマーの抑制を図り，モノマーの量を可能な限り少なくし，ポリマーに対して必要最小限のモノマーを付与する（温度 23℃前後）．
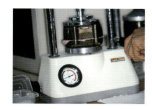	②1 回目のプレス．填入用ポリフィルムを上盒・下盒の間に介在させ，10kg/cm² でゆっくり加圧する．急激に加圧し，フラスコ内の石膏を割らないよう注意する．
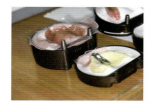	③1 回目のプレス終了時．レジンのバリを削除する．
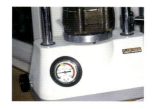	④2 回目のプレス．20kg/cm² で加圧し，終了したらレジンのバリを削除する．
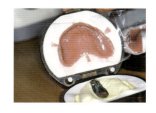	⑤3 回目以降のプレス．30kg～40kg/cm² で加圧し，終了したらレジンのバリを削除する．繰り返しているうちに，義歯床にバリが出ないようになり，遁路付近にのみバリが出るようになる．
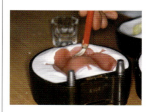	⑥モノマーを塗布し，表面の乾燥を防ぐ．
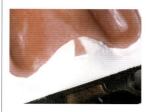	⑦余剰レジンは遁路周辺にバリとして出るので，そこで調節する．
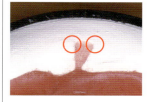	⑧遁路の○印部分に隙間が見えたら，加圧終了とする．ポイントは填入終了の見きわめ方である．
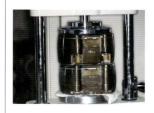	⑨填入終了後，填入用ポリフィルムを外して 40kg/cm² で加圧し，5 分程度保持する．
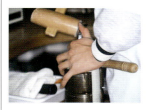	⑩強度なバネのついている加圧用クランプで固定し，レジンの内部圧（40kg/cm²）を維持した状態で重合器に入れる．

図 16　レジン填入，加圧操作

Column 13　加熱重合レジンに関する，私的考察

　加熱重合では，レジン自体の重合と加熱時に起こる膨張や，重合後の放冷の際に起こる収縮といった，レジンの体積変化が生じる．ポリマーの比重は 1.19g/㎤，モノマーの比重は 0.945g/㎤で両者の数値は一致せず，それを考慮せぬまま 1：1 の混液比で重合させると，約 21％程度の重合収縮を招くこととなる．

　通法ではポリマーとモノマーの混液比は 2：1 とされている．この混液比で重合を行うと，モノマーの体積は 1/3 程度に収縮し，容積収縮は約 7％，線収縮も約 1/3 の値となり，理論的には 2.3％程度の収縮で抑えられる．しかし実際の模型の形状は非常に複雑であり，その空間に塡入され加圧されたレジンは，機械的嵌合や石膏面の摩擦抵抗などによって，この計算以上の収縮が予想される．

　また，重合後にレジンを常温まで放冷する際にも収縮が生じる．フラスコから取り出す際にも多少のゆがみの回復があるはずであり，「加熱時の膨張」「重合時の収縮」「放冷による収縮」の 3 つの因子と石膏やプレスによる物性の影響により，最終的に 0.3 ～ 0.5％程度の線収縮をきたすと考えられる．このようなレジンの原理を考えると，その収縮には模型の膨張を以て対応すべきであり，それを怠っていながら重合後の模型の適合精度を追求するというのは，矛盾していないだろうか．

　物体は加熱すれば膨張し，冷却すれば収縮するという原理を考えても，また一般的な金属の鋳造の際も金属の収縮率に合う埋没材が選定されていることを考えても，レジンの収縮率を考慮したうえでの石膏の選択が理に適っていると考えられる．事実，上記の理論にもとづいて私が取り組んだ臨床において，重合時のレジンの変形が原因で，義歯が口腔内に適合しなかったという経験はほぼなかった．

　参考までに，日本の義歯の歴史は古く，1538 年以前にはすでに木床義歯が存在し，1830 年にゴム床義歯が発明されるまで，300 年以上の長きにわたり木床義歯が使用されていた[2]．木床義歯の材料には，微量の吸水性と強度を考えて，年輪の多い柘植（つげ）という木材が使用されていたとされる．

　ゴム床義歯に代わって 1940 年頃から現在にいたるまで，義歯床の材料にはアクリルレジンが世界中で使用されている[3]．アクリルレジンが選ばれる理由として，口腔内において安全であること，安定性・生体親和性・操作性がよいこと，などが挙げられる．

　私的考察ではあるが，アクリルレジンにも微量の吸水性があるため，患者本人の唾液を吸うことで義歯を "自分のもの" と見なし，異物と認識することなく長期的に使用できるのではないだろうか．また，今後はかつての木床義歯のように "天然素材の義歯" の可能性にも期待したいところである．

3.　重合・掘り出し

重　合

　重合時に注意すべきテクニックエラーとして，①重合時間の設定不良，②重合温度の設定不良，③重合後のレジンの急冷，などが挙げられる．以前は JIS や ADA による重合時の規格が制定されていたが，近年では各製造メーカーが添付文書で重合温度や時間など

を指定するようになった．もちろん，製造メーカーごとにレジンの物性や特徴を研究したうえでそれらの数字が提唱されているのだが，私は自論にもとづいた重合法をとっている（2 ステップ重合法，図 17，18）．

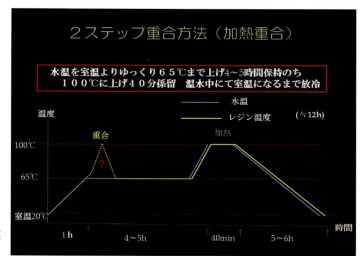

図17 水温を室温から65℃まで約60分かけて加熱．4，5時間予備重合した後，65℃から100℃まで水温を上げ，40分ほど本重合を行う．その後，加熱をやめ，室温に戻るまで湯中でゆっくりと徐冷する

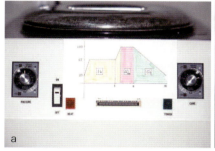
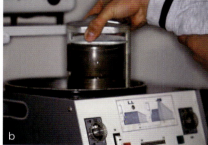
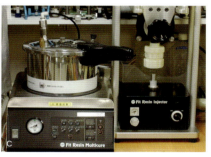

図18 サーモスタットのついた重合器（a, bはアクアマラソン〈旧型〉：デントロニクス社．cは松風FITシステム：松風）を使用し，水温と時間を調整する

■2ステップ重合法（図17）

室温（仮に23℃とする）と同じ水温の水中にプレス後のフラスコを入れ，加熱を始めるとレジンは重合が始まる．ここで急激に加熱すると，レジンの重合に伴いその温度が100℃以上にまで上がる可能性があり，義歯床に気泡が生じる原因となるので注意を要する．60分程かけて徐々に水温を65℃まで加熱すると，レジンは重合と加熱によって膨張し，その温度は100℃近くまで上昇すると考えられる．このときから重合収縮が生じる．レジンの温度は一度重合された温度から65℃まで下がる．残留モノマーを減らすために65℃の水温を保ち4，5時間湯浴する．

その後，レジンの未重合を防ぐため，また残留モノマーの軽減を図るために，再度水温を100℃まで上昇させて約40分湯浴する．

収縮は冷却時にも発生するため，水温が100℃から室温に戻るまで湯中で放冷することで，収縮も残留モノマーも少ない義歯床となる．

レジンの物性や特徴を理解したうえで，以上の方法で正確に重合を行うことにより，12時間という時間かかるが精度が高く，生体親和性のよい義歯床を製作できるはずである．

掘り出し

重合後の石膏からの掘り出しは，義歯を破損させることのないよう細心の注意を払わなければならず，緊張感を伴う作業である．特に，超硬石膏や義歯埋没用石膏からの掘り出しには時間がかかり，ベテランであっても容易ではない．私が1次埋没と3次埋没に，加熱によって軟化する性質を持つ普通焼石膏を選択しているのは，この掘り出し作業のテクニックエラーの回避と，作業時間の短縮を狙ってのことである．

掘り出しにはエアーカッターなどを使用する場合もあるが，石膏鉗子を用いて行うのが通法であろう．このとき，鉗子を入れる方向に悩まされることも多いのではないだろうか．ここでは，義歯の形状を熟知し，義歯の対角に石膏が抜ける（外れる）位置に鉗子を入れるのが基本である．

Column 14 重合後のレジンと石膏の，どちらが正しいか？

　重合後，掘り出した義歯と重合用模型を見ると，随所に隙間が見られることがある．このような状況は，レジンの重合収縮による不適合と考えるのが妥当であろう．しかし私は，石膏もレジンと同様に重合によって何らかの変質が生じている可能性を疑い，①石膏には水溶性があり，水中に投入し65℃以上まで加熱することにより石膏の崩壊が始まる，②レジンは加熱時に膨張した後，重合時と放冷時に二度収縮する，③フラスコから外すことによってレジンの内部応力が解放されて，高温に曝された石膏が壊れて浮き上がるという仮説を立て，実験を行った．

　作業用模型を重合用模型製作（ヒドロギプス：株式会社松風，硬化膨張率：0.28％）の際に，もう１点，超硬石膏のモデロックⅡ（株式会社松風，硬化膨張率：0.09％）を使用して複製模型を製作し，重合研磨完成義歯をこの複製模型のアンダーカットを調整後，装着してみた．そして12μmの咬合紙を，義歯と複製模型の口蓋部に介在させたところ，口蓋部の広範囲において咬合紙の着色を確認することができた．これは，重合後の重合用模型と義歯間の随所に確認できた隙間の原因は，レジンの重合収縮による不適合ではなく，重合用模型の崩壊による浮き上がりであることを意味している．

　以上のことから私は，この隙間はレジンの掘り出し後の内部応力の開放による適正な重合収縮であり，石膏が崩壊して起こるものであると推察した．つまり，レジンの重合収縮と，重合時に使用する石膏の硬化膨張率のバランスを調整すれば，より精度の高い義歯床が製作できるといえる．

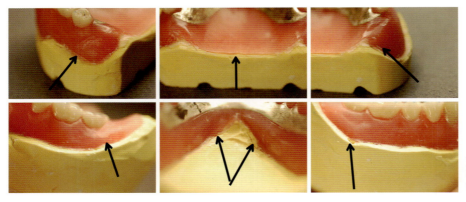

重合後，掘り出した重合用模型と義歯床の写真．矢印部に隙間を確認できる

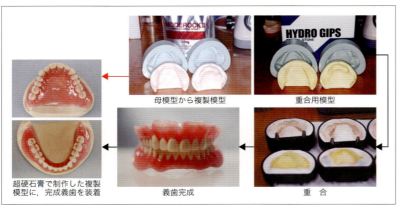

模型（作業用模型）をもとに，重合用模型のほかに超硬石膏で複製模型を製作し，完成した義歯を装着してみた

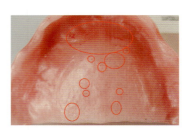

複製模型と義歯床粘膜面に12μmの咬合紙を介在させたところ，○部分に複数の接触点を確認できた

Column 15 カラーレイヤーデンチャー

　義歯は通常，人工歯と単色の床用レジンで製作するが，よりリアルな生体の歯肉色や形状の復元を目指すならば，複数色の床用レジンによって付着歯肉や遊離歯肉などの色を表現することで「"入れ歯"の意識」を少なくさせられるのではないだろうか．このような考えのもと，加熱重合レジンをフラスコ内で多色積層して製作したり，義歯の表層をカラーリングレジンで加工（キャラクタライズ）する方法がある．私は，このような製作法でつくった義歯を「カラーレイヤーデンチャー」と称している．表現を理解するために写真から生体を意識したワックスのカラーリングモデルを示す **(図)**.

　p.80，図7に年代別の健康歯肉の写真を掲載したが，個々の生体環境や健康状態によりさまざまである．「その人」そのものを表現するには，シェードテイキングに加え，観察力や色彩感覚が求められる．1つの方法として完成した義歯のキャラクタライズする場所を削り，カラーリングレジン（GRADIA GUM：株式会社GC，CERAMAGE UP：株式会社松風，MIKY DENTURE COLORING：株式会社ニッシン）を口腔内写真を参考に築造してつくることで，よりリアルで自然感のある義歯が製作できる．

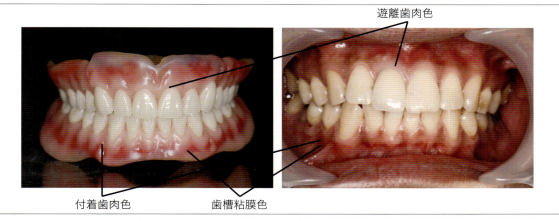

表現を理解するために，生体を意識したワックスカラーリングモデル

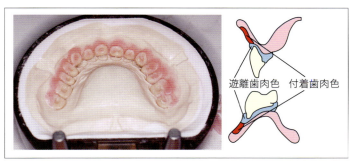

フラスコ内で加熱重合レジンを多色積層塡入

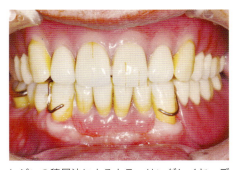

レジンの積層法によるカラーリングレイヤーデンチャー

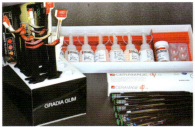

完成義歯の唇側・頬側をカラーリングレジンでキャラクタライズ

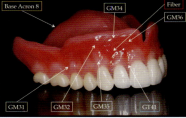

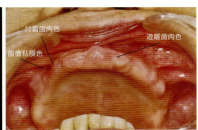

口腔内写真

Column 16　シリコーンレイヤーデンチャー

「シリコーンレイヤーデンチャー」とは，経年変化に伴う骨や口腔環境の異常などによる疼痛や，噛めない・安定しないなどの問題解消を目的に，義歯床粘膜面に適正な厚みと範囲の長期弾性裏装材（シリコーン）を，緩衝材として裏装するテクニックである．

通常，患者の口腔内で直接裏装する直接法と，義歯製作時，または義歯を預かってフラスコやジグなどを利用して裏装する間接法がある．裏装範囲も，研磨面まで被覆するフルカバーリライニングと，局所だけ裏装するパーシャルリライニングが選択できる．また最近では，オーバーデンチャーのOリング（オーリング）や，根面アタッチメントなどシリコーンの弾性を利用した緩圧を考えたテクニックなどもある．

骨の鋭縁や粘膜の薄さがもたらす疼痛がもとで，切削調整を繰り返し，ほぼ空洞になってしまった義歯床粘膜面にシリコーンを付与することで，がたつきや接着不良を改善し，義歯の安定性を取り戻すこともできる．

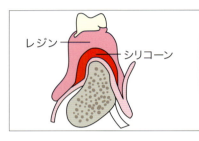
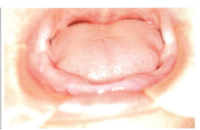

粘膜の薄い症例

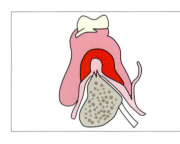
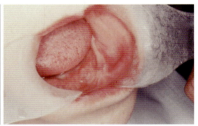

骨の鋭縁

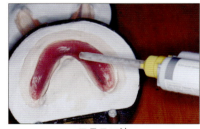
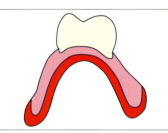

フラスコ法　　　　　フルカバーリライニング（床縁まで包む）

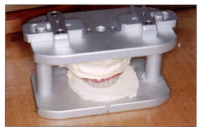
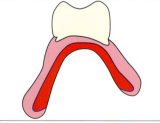

ジグ法　　　　　パーシャルリライニング（義歯床粘膜面に部分的に付与する）

シリコーンレイヤーデンチャーの間接法による製作

Column 17 CPデンチャー®

「CPデンチャー（コンビネーションプレートデンチャー）」とは，通常の金属床義歯の概念とは異なり，義歯床の粘膜面にレジン，研磨面に貴金属を使用しており，患者に，より快適で長期的に使用してもらえるよう，強度と生体親和性を追求し，リライニングや粘膜面調整が容易にできるよう，経年変化にも対応すべくな形状を付与した義歯である．レジンにも金属にもそれぞれ利点と欠点があるが，双方の利点をかけ合わせて欠点を補い合うように，恩師である河邊清治先生と1980年代に共同開発し，現在，商標登録をするに至った．なおCPデンチャー以前には，河邊歯科医院勤務時代の先輩技工士である川嶋英夫先生考案のCoCrの「ラミネートデンチャー」が存在し，私自身もそこから多くを学んで，CPデンチャーの開発となった．

舌が常に触れるデリケートな部分に熱伝導率や生体親和性のよい貴金属を使用することにより，舌感がやさしく食感をよくする．調整や修理が比較的容易にできるため，多数歯欠損のパーシャルデンチャーからコンプリートデンチャーなどへの変更対応も可能である．金や白金加金などの貴金属を使用するため，やや高価になる．

CPデンチャーの利点

- リライニングや義歯床粘膜面の調整が容易
- 顎堤の変化に対応可能
- 軟性裏装着材が使用できる
- 少数現存歯の部分床義歯への応用が可能
- たわみが少なく，咀嚼効率の向上が見込める
- 強度向上，自由な設計
- 使用金属の選択肢が広く，金属アレルギーにも対応可能
- 弾性のある金属を選択することにより，時効変形が少ない
- アタッチメントなどによるオーバーデンチャーに有効である
- 増歯・増床が容易である

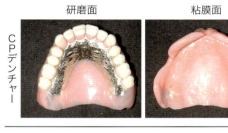
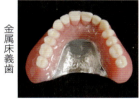
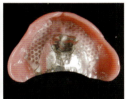

CPデンチャーと金属床義歯の違い

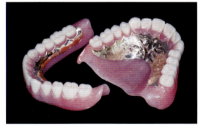
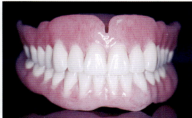
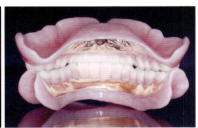

CPデンチャー

4. 研磨・仕上げ

研磨・仕上げから義歯完成まで

　掘り出し後の研磨では，蝋義歯に付与した歯肉形成を再現するよう心がける．この工程では，変形の原因となる研磨による発熱，不適合の原因となる研磨面と粘膜面の研磨方法の違いなどに注意して，進めていくことが重要である（図19，20）．

　はじめに，カーバイトバーやスタンプバーを用いて重合時のバリの除去と同時に，床形態の修正を行う．

　次に，カーボランダムポイント→ペーパーコーン→海綿状ホイール→シリコーンポイントなど，段階ごとに荒目から細目のバー→ポイントに移行し，義歯床の傷を徐々に細かくしていく．

　人工歯の歯頸部や気泡はフィッシャーバーやラウンドバーなどで，人工歯の隣接部はそろばん状のシリコーンなどで整え，細部はロビンソンブラシ，ミニコーンや先端を尖らせたシリコーンなどを用いる．この段階で義歯を石膏溶解液に浸し，超音波洗浄すると，細部に付着した石膏を除去できる．

　次に，仕上げ研磨に移る．レーズを使用し，泥状の研磨砂で細部から全体へと研磨を進めていく．その際，はじめは1列ブラシ，次に大きく柔らかな2列ブラシ，3列ブラシへと移行していくとよい．義歯床粘膜面は気泡などの除去後，軽くブラシを当てる程度に留めておく．義歯床粘膜面への過剰な研磨は不適合の原因となるため避けるべきである．

　ルージュなどで布バフ→皮バフの順で磨いてツヤを出す．バフ研磨は発熱しやすいので，短時間で済ませるよう心掛ける．細部はエンジンを使用し，小さな皮バフや綿花を用いて仕上げるとよい．

　研磨後はルージュや汚れを洗い流し，清潔な水中で保管する（図21）．これには乾燥による変形を防ぐだけでなく，レジンに吸水させて水に馴染ませるとともに，レジンの残留モノマーを溶出させる目的もあると，メーカーは提唱している．だが，レジンが未重合であれば24時間後にはモノマーの溶出により，水にレジン臭が移るはずである．

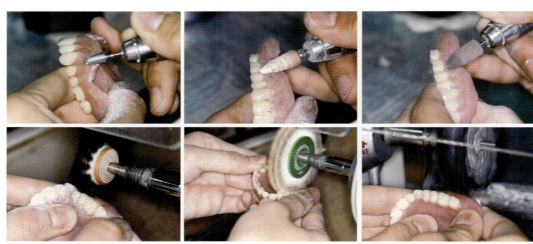

図19　研　磨

もし，患者の口腔内でモノマーが溶出すると，不快感や違和感を与えることだろう．しかし2ステップ重合法（p.87）で重合を行えば，残留モノマーを最小限に抑えられるため，レジン臭の少ない義歯となるはずである．また院内においては，義歯保管用の水を口腔内と同じ35，36℃前後に温めておき，患者の義歯装着，口腔内調整を待つ心遣いも忘れてはならない．

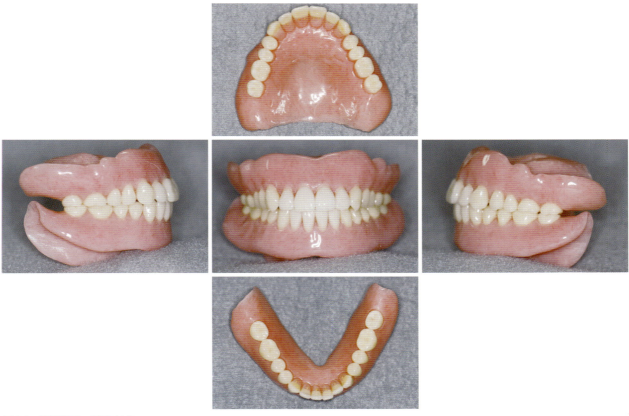

図20　研磨終了，義歯完成

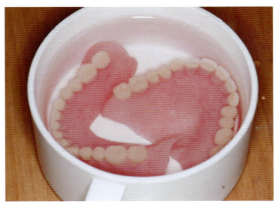

図21　完成義歯は水中で保管する

【参考文献】
1）金竹哲也：歯科理工学通論．永末書店，東京，1978．
2）長谷川正康：江戸の入れ歯師たち―木床義歯の物語．一世出版，東京，2010．
3）森　隆：エピソードでつづる義歯の歴史，口腔保健協会，1987．
・河邊清治：無歯顎の臨床－3．人工歯配列・生体に調和．一世出版，東京，1991．

Chapter 8
義歯装着・口腔内調整・義歯完成

1. 義歯完成・装着

歯科技工士も知っておきたい，口腔内調整の重要性

　完成直後の義歯は単なる技工物でしかなく，歯科医師による口腔内調整を経て初めて患者の"第三の歯"として人工臓器となる．

　義歯を装着して痛くないか，開口時に外れないか，話しにくくないか，食物をしっかり咀嚼でき，おいしく食べられるかという感覚的な要素は患者本人にしか判断できないものであり，時間をかけて歯科医師が精細な調整を繰り返し，患者自身も努力してこそ「生体に調和する義歯」に仕上がる．

　歯科技工士は，自ら製作した義歯のその後を見届けることが叶わないが，その経過を知ることで技術者として，また医療従事者として成長できる要素があるはずだ．まず，口腔内調整の重要性を考えるにあたり，生体運動や口腔内での義歯の可動に焦点をあて，咀嚼のメカニズムを知ることも大切である．

咀嚼のメカニズム

■生体と咬合器の，下顎開閉運動の違い

　図1は側方面観における下顎の限界運動（図1，緑線）および開閉運動の図解である．咬合器では顆頭軸を中心に円弧を描くように可動するが（図1，青線），生体における下顎開閉運動では顆頭が関節窩に沿って前方に動くため，自ずと前下方に開いた動きを見せる（図1，赤線）．

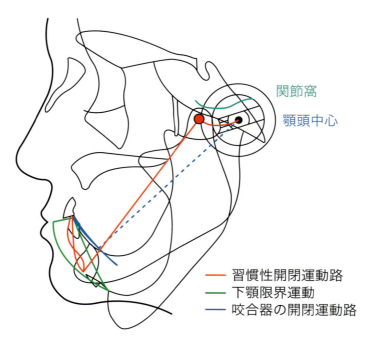

図1　咬合器と生体の，下顎開閉運動の違い．咬合器では顆頭軸を支点に弧を描く動きを示すが，実際には，下顎は関節窩に沿って湾曲に動く（図は河邊[1])より改変）

■習慣性開閉運動と運動路

　下顎運動において，咀嚼や嚥下など目的に準じた運動ではなく，「開ける」「閉じる」といった単純な開閉運動を「習慣性開閉運動」という．この運動経路の終末位は咬頭嵌合位とほぼ一致する．無歯顎症例の咬合採得時に，口唇離開位と口唇接触位における鼻頤間距離を計測する際にも利用される．

　下顎は，限界運動内に一定の習慣性開閉運動路を持っている．この運動路は患者の成長や有歯顎時代の咬合状態，噛み癖や食事の嗜好などに合わせて形成されるため，個人差がある（図2）．

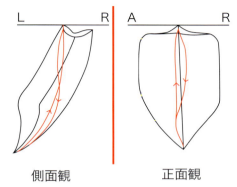

図2　下顎の限界運動と習慣性開閉運動路．左図が側面観，右図が正面観（図は河邊[1]より改変）

■天然歯の咀嚼サイクル（咀嚼運動周期）

　咀嚼サイクルとは咀嚼運動中の下顎の運動経路をいい，上下の歯の咬合接触に始まり，咬合相→開口相→閉口相と推移し，次の咬合接触に至るまでの咀嚼運動の1周期である（歯科技工辞典より）．食事時における食塊の流れを図3に示す．通常，口腔内に入った食物の80％は口蓋へと流れ，舌と頬筋の動きによって再び咬合面に乗り，繰り返し咀嚼される[2]．切歯点の経路を前額面的に見ると，作業側に片寄った上方に尖形の閉曲線で涙滴状の形態が描かれる．咀嚼サイクルを把握することによって患者固有の噛み癖を知ることができる．

■総義歯の咀嚼サイクルについての推察

　総義歯の咀嚼サイクルの機能構成を理解するため，総義歯の咀嚼サイクルを個人的に推察したものを前額面的に見た4相の運動で解説する（図4）．総義歯の咀嚼サイクルは天然歯のそれとは異なり，義歯床の吸着や咬合のバランスを考えて両側性平衡咬合（バランスドオクルージョン）[※1]が保たれていなければ，有歯顎時代と遜色なく食物を咀嚼することは難しい．

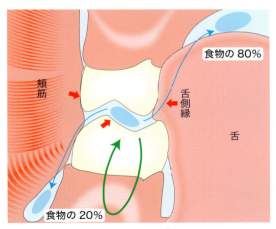

図3　咀嚼中の食物の流れ（河口[2]より引用）

※1　両側性平衡咬合とは総義歯の理想的な咬合をいう．下顎偏心運動時に全ての人工歯が同時に接触すること．咬頭嵌合関係は，作業側では同名咬頭同士が，平衡側では異名咬頭同士がそれぞれ接触する（歯科技工辞典，医歯薬出版より）．

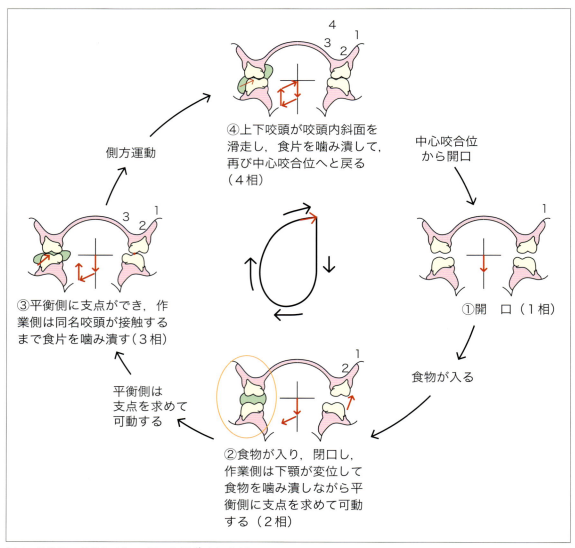

図4 総義歯の咀嚼サイクル（図は河邊[1]より改変）

- 1 相：咬頭嵌合位から開口し，食物を口腔内に入れる．
- 2 相：固有の噛み癖のある片側（作業側）に食物が入り閉口し，下顎が作業側に変位して食物を噛み潰す．
- 3 相：食物を噛み潰す作業側が同名咬頭に向かうのと同時に，食物の入っていない平衡側は義歯床のバランスをとるために，支点を求めて異名咬頭の接触を求め，可動する．
- 4 相：平衡側の支点が得られると，上下顎ともに義歯床が安定した状態で上下咬頭を滑走させ，食片を噛み潰しながら再び咬頭嵌合位に戻り，食物は咀嚼される．

　総義歯の咀嚼サイクルでは，2相から3相の運動へ移行する際に，天然歯とは異なる複雑な運動を余儀なくされる．このとき，義歯が外れないよう平衡側の義歯床粘膜面に吸着が求められる（図5）．両側性平衡咬合を得ることで義歯は動的安定を保ち，スムーズな咀嚼が可能となる．また3相から4相では，作業側は同名咬頭が接触するまで食物を噛み潰し，平衡側は異名咬頭が接触し，咬頭嵌合位まで咬頭内斜面を滑走する．そして咬合力が加わり，食物を噛み切ったり噛み潰したりできるのである．

　上記4相の運動を繰り返しスムーズに行うことができれば，患者は義歯への違和感を感じずにおいしく食事を楽しめる．このように，患者満足度の高い義歯製作を目指すのであれば，天然歯列と義歯の咀嚼サイクルの違いを認識しておくことは非常に大切である．

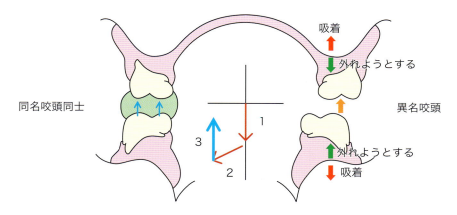

図5 ２相から３相の動き．作業側の食物を噛み潰すと同時に，平衡側は異名咬頭同士が接触するまで，外れようとする応力（緑矢印）に対して吸着（赤矢印）が求められる（図は河邊[1]より改変）

総義歯の口腔内調整とは

口腔内調整は当然，歯科技工士が行える作業ではなく，歯科医師が義歯床や咬合を患者固有の運動に対応させ，生体に調和させる作業である．義歯床の粘膜面と研磨面は口腔内で違和感のないよう調整し，生体に対する接着力や安定を得る必要がある．

咬合調整は人工歯配列後も行っているが，咬合器上で施す調整だけでは十分とはいえない．生体における可動域は咬合器に比べ遥かに複雑で，加えて解剖学的な個人差もあることを考えると，義歯を生体に調和させるには口腔内調整が必須である．

■義歯装着時の患者への配慮

酒井歯科医院では，私が理想とする「患者を中心としたチーム医療」としての義歯製作が実現されている．口腔内調整の詳細解説の前に，円滑なスタッフ連携のための工夫や患者への徹底したケアの例を，義歯装着時の様子とともに紹介したい．

院内技工で義歯製作が行われている酒井歯科医院では，診療室と技工室が隣接した造りになっており，スタッフ同士の連携が取りやすい環境づくりに徹底されている（図6）．そのため技工サイドで疑問が生じたときも，歯科技工士から歯科医師に直接問い合わせることができ，連携ミスが格段に抑えられ，コミュニケーション不足に陥ることも少ない．

また，院長は患者への配慮にも余念がない．義歯装着初日は緊張して来院される患者も少なくない．初めて義歯を使用する患者であれば，なおのことであろう．

また，口腔内調整終了後には食事指導が行われるのだが，まだ使い慣れていない義歯での食事は，患者の意識は「食べやすさ」に向きがちで，結果的に栄養が偏ってしまうこともあるようだ．そこで酒井歯科医院では患者の栄養管理を考慮し，義歯でも咀嚼しやすく，しっかり栄養を摂取できるメニューの提案および食材の説明を，管理栄養士に依頼されている．今後は，発音障害や嚥下障害などの解決のために言語聴覚士の関与も必要と考えているそうだ．

このように，患者へのケアやサポートに徹底した姿勢をスタッフが一丸となって示すことで，患者も医院に信頼を置き，義歯を"第三の歯"として使いこなすために協力的になってくれるそうだ．

院長は義歯装着時，患者に「今この義歯は単なる物ですが，これからあなたと一緒にこの義歯に生命を吹き込み，人工臓器としての役目を果たせるように，お互いに協力してつくり上げていきましょう」と伝えるそうだ．こういった一言により，患者にも「義歯とは時間をかけて，ゆっくりと自分のものにしていくものなのだ」という意識が芽生えるのだ（図7）．

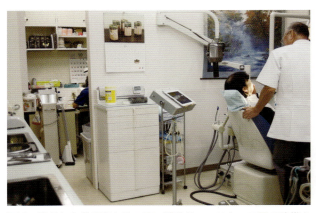

図6 隣接した診療室と技工室．開放的で，スタッフ間の連携を取りやすい

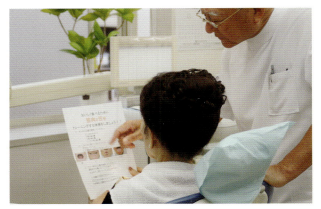

図7 わかりやすい資料を作成し，患者説明時に利用する

2. 口腔内調整—酒井歯科医院での一例

新義歯装着初日，初回の口腔内調整 （酒井勝衞）

■義歯装着前の患者指導と，メンタルケア

口腔内調整の際，患者の心理状態によっては正確な調整を行えない場合もあるため，患者が緊張しているようであれば，リラックスさせるために受付スタッフや歯科衛生士らが意識的に声かけし，患者とコミュニケーションをとることが大切である（図8）．中には，歯科医師の前では緊張して萎縮してしまう患者もいるため，自院では歯科衛生士にも，患者の簡単な問診を行わせている．また患者が望めば，整体師を呼んでマッサージを受けさせ，リラックスさせてから調整を始めることもある（図9）．

なお新義歯装着の際，旧義歯がある場合は，その圧痕が残っていると口腔内調整の妨げになるため，調整の約1時間前までには旧義歯を外しておくよう事前に患者に伝えておくとよい．

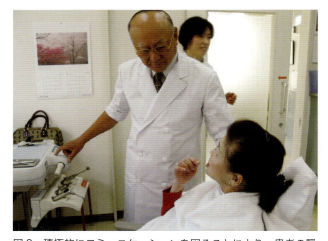

図8 積極的にコミュニケーションを図ることにより，患者の緊張緩和を促す

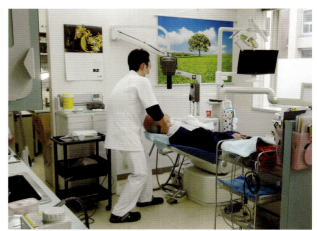

図9 緊張緩和のための，整体師によるマッサージ

■義歯の調整

装着の前に上下顎義歯の咬合面を合わせて軽く押さえ，がたつきがないか診査する．また義歯床粘膜面や外周に突起物などがないか，床縁の明らかなアンダーカットや研磨時に生じた鋭縁などがないか確認し，適宜修正する．

新義歯は，装着時の圧迫感や早期接触による疼痛を生じることも少なくない．しかし，患者が義歯に対して違和感や不快症状を抱えていては，適切な口腔内調整を行えないため，私はまず義歯の適合を診査し，必要に応じて義歯床粘膜面や床縁形態の修正を行うこととしている．

よく噛める義歯に仕上げるには，①痛くない，②大開口時にも外れない維持力がある，③舌で意図的に動かせば容易に外せる，④筋・舌・小帯などの可動組織に違和感がない，⑤義歯が動いても疼痛がない，⑥舌を上げても下顎義歯が持ち上がらない，などの条件を満たし，適度な吸着力と安定した咬合を得る必要がある．吸着力が弱すぎると義歯の転覆や脱落の要因となるが，吸着力が強すぎてもかえって「締めつけられる」「邪魔に感じる」「外したくなる」「頭の芯が痛む」などの不快症状が出る場合もあるため，装着感がよくても最終的な診査は行うべきである．

■下顎義歯の診査

1．診査項目
義歯床粘膜面が安定的な吸着力（接着力）を得ているか，床縁が下唇小帯・頬小帯・舌小帯などの可動組織を阻害していないか，頬筋・オトガイ筋付着部・オトガイ棘・オトガイ孔・レトロモラーパッドなどを圧迫していないか．

2．関与する解剖学的指標
下唇小帯・舌小帯・頬小帯・舌下腺窩部・頬棚・外斜線・顎舌骨筋線部・オトガイ筋・レトロモラーパッド．

下顎義歯装着後，左右の人差し指で臼歯部を圧接して粘膜に疼痛がないか，レトロモラーパッドを圧迫していないかを確認する．この時点で十分な吸着力を得られていればよいが，私の経験上，圧接していた指を離すと義歯が若干浮き上がる症例が多いといえる．

中には，前歯部の歯槽骨が唇側に尖って義歯床がアンダーカット部に入り込めない症例もあり，そのような場合には義歯床を切削調整して対応しなければならない．また顎舌骨筋線部も，アンダーカット部を床縁で包むようにリリーフを施して延長したような症例では疼痛を生じる可能性があるため，注意が必要である．

■上顎義歯の診査

1．診査項目
義歯床粘膜面が口蓋において安定的な吸着力（接着力）を得ているか，床縁が上唇小帯・頬小帯・頬筋などの可動粘膜を圧迫・阻害していないか，上顎床後縁の長さは適切か，上顎床後縁が上顎結節頬側の添窩部を包み込んでいるか．

2．関与する解剖学的指標
上唇小帯・頬小帯・切歯乳頭・口蓋隆起・口蓋皺襞・口蓋小窩・上顎結節・翼突下顎ヒダ・アーライン．

上顎義歯装着後，人差し指で口蓋に圧接し，前歯部を軽く引いて吸着力を診査する．次に，下方に引き下げても義歯が容易に脱落しないか診査する．通常，前歯部舌側を上前方に押すと，顎堤状態が良好な症例であっても義歯は脱落するものだが，吸着力によってどの程度まで持ちこたえられるのか調べておくのが好ましい．

■咬合高径の診査
上下顎義歯の適合を診査し必要な調整を終えたら，口腔内咬合調整に移行する．

下顎義歯を装着したまま，上顎義歯を再装着する．上顎義歯から先に装着すると，嚥下中枢の敏感な患者では嘔吐反応を示すことがあるため，必ず下顎義歯から先に装着し，舌が安定位に収まったところで上顎義歯を装着しなければならない．特に，初めて総義歯を使用する患者や神経質な気質の患者においては，装着時の不快な記憶が義歯に対する拒否反応を招くこともあるため，注意を要する．

上下顎とも義歯を装着したら，患者の口唇周辺や頬などを見て，顎位や咬合高径が合っているか，理想的なエステティックラインを得られているか，咬合平面がカンペル平面とほぼ平行であるか，人工歯があらかた噛み合っているか，を診査する．この時点で咬合関係が乱れていれば，配列に問題があるといえる．特に上下前歯間が開いていたり，臼歯が著しく噛み合わない場合は咬合採得時に何らかの不備があったと考えられ，口腔内調整だけでは対応不可能なこともある．

続いて，患者にも鏡を見せて咬合高径の具合を確認させる．この時点では恐らく咬合高径を若干高いように感じるか，左右不均等などを訴える患者が多いと思うが，ここでは義歯装着時の顔貌など，審美的な問題に主眼を置く．

■タッピング調整
咬合高径および義歯装着時の顔貌に関して患者の納得を得られたら，タッピング調整に移行する（図10）．人差し指と親指で咬合紙を持ち，上下顎臼歯間に均等に咬合紙（私は和紙製の Articulating Paper：大木を使用）を介在させ，軽く2，3度咬合させた後，上下顎義歯を取り外す．第1回目の調整では，恐らくほとんどの症例において小臼歯周辺に左右側とも1，2点程度の接触点しか得られないだろう．ここが早期接触となるため，人工歯が陶歯の場合には私は楕円形のダイヤモンドポイントを用いて着色部分を削合調整している．咬頭傾斜角に合わせたポイントで過剰部

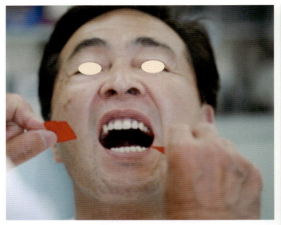

図10 タッピング調整.上下顎の臼歯間に咬合紙を介在させ,2,3回上下運動をさせる
(咬合紙はArticulating Paper:大木を使用)

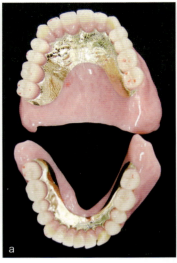 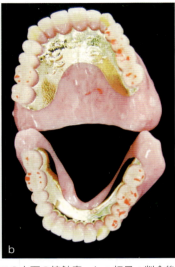

図11 a:初日:第1回タッピングでの上下の接触度,b:初日:削合後第3回目のタッピングでの上下の接触度

を落とし,必要な傾斜角を形成する(図11).チッピングの防止や切削時間の短縮のためにも,ポイントヘッドの形状変化が少ないものを選択することが望ましい.人工歯が硬質レジン歯であれば,カーバイトバーを使用して削合調整を行うこととしている.削合調整後,シリコーンポイントなどで角を丸めて仕上げることが必要である.

　人工歯の削合調整後,再度義歯を装着して咬合状態を診査する.当然,先程よりも接触点は大幅に増えているはずである.確認後,義歯を再度取り出して着色部分を削合する.実際の着色部分よりも少し多めに削合し,接触部分を平らに形成するとよいだろう.私は基本的に,上下顎とも咬頭斜面は顎堤の傾斜角に準じて削合するようにしている.

　削合調整を済ませたら再度義歯を装着し,咬合状態を確認する.上顎結節が発達した患者は,上顎結節部の義歯床が下顎枝前縁や臼後隆起に接触するため,注意を払う.また7|7,7|7部の頬粘膜を噛みやすい患者では,下顎あるいは上顎の頬側咬頭を大幅に削合し,頬粘膜が入り込まないような形状にする必要がある.

　3回ほど削合調整を繰り返すと,3|3の咬頭頂あるいは下顎前歯部が接触してくる場合がある.下顎前歯切端部を唇側へ向けて斜めに削合すると,切端部が経年的に咬耗された天然歯と近似した形態になるため,年齢を表現でき,審美性をより高められる.

　タッピング調整後,人工歯が陶歯であれば入念に研磨を行ってから再度義歯を装着し,患者に粘膜の疼痛の有無を確認する.調整前にあった左右不均等などの違和感は払拭され,人工歯は上下とも十分に咬合しているはずである.最後に,義歯装着時の顔貌のバランスを鏡で確認させ,初日の調整は終了とする.

■患者への食事指導
　自院では患者の栄養管理を考慮し,義歯でも咀嚼しやすく,しっかりと栄養を摂取できるメニューの提案および説明を,管理栄養士に依頼している(図12).
　義歯装着初日の食事は食べやすさを重視し,焼き魚や肉じゃがなどを推奨する.新義歯が完成すると「すぐに何でも食べられる」と思いがちな患者もいるため,まだ義歯が口腔内に馴染んでいないうちから硬いものを食べると,疼痛が出るということを説明するのが肝要であろう.肉や葉物野菜のような噛み応えのある硬いものや繊維性のものは控えるよう指導し,また柔らかくてもパンのように弾力があるものはまだ食べにくいということも一言添えておくとよい.
　初めて義歯を使用する患者には,義歯で食物を噛む感触を知ってもらうため,サクッと噛み切れる薄焼き煎餅やシリアルなどを診療室内でテストフードとして食べさせることもある(図13).
　なお,義歯装着初日は疼痛が出ることも予想されるため,新義歯装着および初回の口腔内調整は土曜日や医院の休診前日を避け,患者のスケジュールもあらかじめ確認して必ず翌日も診察するようにしている.

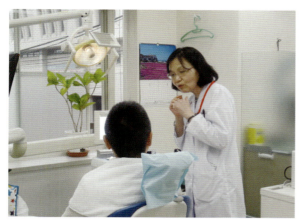
図12 食事指導は，患者の栄養管理を考慮して，専門家である管理栄養士に依頼

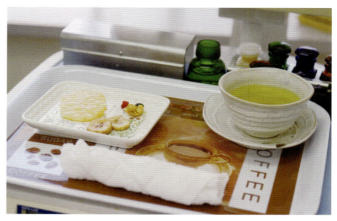
図13 提供しているテストフード．薄焼き煎餅，シリアルやバナナチップなど

■義歯の清掃の仕方

新義歯装着の際，患者から義歯を就寝時に外すべきか，また義歯の清掃の仕方についてもよく尋ねられる．私は，患者から「安眠できない」などの訴えがない限り，就寝時も義歯を装着することを勧めている．なぜならば，人は睡眠時も1時間に1，2回ほど唾液の嚥下を行っており，そのときに上下顎義歯を装着して咬合位が安定していれば，嚥下がスムーズに行われるためである．また上下顎総義歯の場合，義歯を外して就寝していると顎位が定まらず，顎関節に負担がかかる．さらに近年は地震が頻発していることもあり，就寝時に地震が発生した場合に義歯を外していると紛失してしまい，新義歯製作までに時間がかかってしまうため，それまで咀嚼できなくなることは周知の事実といえる．

義歯の清掃に関しては，市販の歯科用義歯洗浄剤，または台所用合成洗剤と義歯用歯ブラシを使って就寝前に丁寧に清掃し，口腔内に装着しておくことが，義歯の最もよい定位置だと説明している．

2回目の口腔内調整

2日目は，まず患者に疼痛の有無と咬合高径の具合と審美性について確認する．舌は筋肉でできた器官であるため舌房に馴染むまでは多少の時間を要し，また旧義歯と新義歯とでは人工歯の配列位置や咬合高径も異なるため，1週間から10日ほど経過しないうちは発音に多少の弊害が出るのはやむを得ない．したがって，この時点では患者からの訴えがない限り，発音に関しては触れないでおくのがよいだろう．私は，2回目の口腔内調整まではあくまで疼痛点の除去と咬合に焦点をあてて，調整を行うこととしている．

■疼痛点の調整

2回目の口腔内調整では，患者が疼痛を訴えればそれを第一に解消しなければならない．患者が疼痛を訴えた箇所にヨードを，義歯床粘膜面にデンプン糊をそれぞれ塗布して再度装着する．するとデンプン糊にヨードが転写されるため，そこを切削調整する（図14）．また頰粘膜や口唇，舌を噛まなかったか必ず確認する．

義歯の吸着に関しては，上顎は疼痛さえなければさほど問題はないと思われるが，下顎においてはあまり吸着しないケースが少なくない．しかし，常に吸着状態を保っている症例は2，3割程度であり，少なくとも咀嚼時に安定した位置に納まりさえすれば，吸着の程度に固執することはないと考える．

中には，常に義歯が吸着しているとかえって気になるという患者もいるので，粘膜に対してある程度の同調が得られていれば，私はとりたてて問題視はしていない．ただし，義歯が会話時に飛び出したり食事時に浮き上がったりする場合は調整が必要であり，床縁の形状や人工歯の配列位置，咬合高径などを再び精査しなければならないこともある．

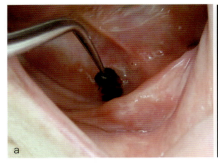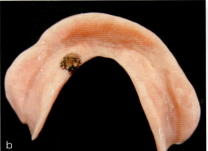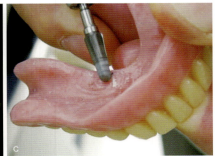

図14 疼痛点の調整. a：疼痛点にヨードを塗布する, b：粘膜面に転写したヨード, c：疼痛点の切削調整

■ タッピング調整

　疼痛点の調整を終えたら再度義歯を装着し，咬合紙を介在してタッピング運動をさせ，接触部位を精査する．下顎頬側咬頭が作業咬頭になるため，正常咬合の症例において下顎の舌側咬頭が接触している場合は削合調整する（図15）．下顎の歯槽頂（人工歯配列域）から外れない角度で，人工歯の中央窩へ向かって咬頭斜面を減らしていくよう，天然歯の咬頭と近似した形状を意識しながら削合する．このことは常に頭に入れておくべき重要事項である．

　前歯部は咬合紙が1枚通る程度に開けておかなければ，上顎義歯が機能時に転覆してしまうことがあるので，注意を要する．

■ 側方位の調整

　続いて側方位の調整に取りかかる．咬合紙を介在させて2回ほど側方運動をさせた後（図16），義歯を取り出して咬合面の状態を診査する（図17）．

　上顎では，上顎頬側咬頭と下顎舌側咬頭が接触し過ぎないよう，咬頭斜面を少しずつ削合する．作業側と平衡側は左右側とも連動するため，たとえば下顎を右側にずらせば上下顎とも右側の同名咬頭が接触し，上顎頬側咬頭の内斜面と下顎頬側咬頭の外斜面が接触する．左側では，下顎頬側咬頭の内斜面と上顎舌側咬頭の内斜面が接触する．これがバランスドオクルージョンであり左右側とも連動するため，BULLの法則に則って咬頭斜面を減らしていき，左右均等になるまで側方運動を2，3回続けさせる．その際，$\overline{3|3}$が強く接触していたら，高齢者の症例では上顎の切端面を相当量削合調整する必要がある．

　下顎の前歯の唇側も接触すると上顎義歯が転覆するため，それを避けるために下顎を前方運動させ，強く接触していたら削合調整する．人工歯が陶歯の場合は，削合調整の後は入念に研磨を行う．側方運動時にも上顎義歯が安定状態を保てるようになるまで，人工歯の咬頭斜面の削合調整をすることが肝要である．

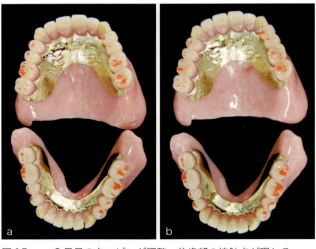

図15　a：2日目のタッピング調整．前歯部の接触点が現れる，b：上下を削合することにより，左右が均等に接触する

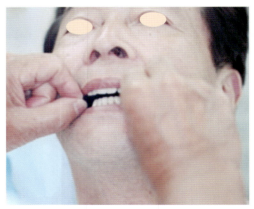

図16　側方位の調整．義歯装着2日目に，初めて側方運動を行わせる

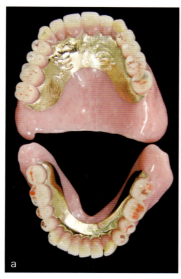
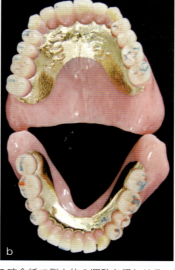
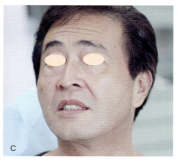

図17　a：タッピングさせた後，青色の咬合紙で側方位の運動を行わせる，b：下顎の機能咬頭である頬側咬頭が，上顎臼歯内斜面を左右均等に滑走している，c：この症例の患者の顔貌写真

3回目の口腔内調整

2回目の口腔内調整によって咬合状態が初日よりも安定するため，大半の患者から「義歯が軽くなった」という感想を聞く．自院では，患者に義歯を使い慣れさせるために3回目の口腔内調整は2，3日空けてから診療予約をとるようにしている．もちろん患者が疼痛や何らかの不具合を訴えた場合には，連続して診察する．

■義歯床縁の最終調整

前回の調整で上顎の疼痛はほぼ解消されているはずであるが，上唇小帯周辺が若干沈下して接触したり上顎結節の頬側面が接触したりすることで，疼痛を訴える患者もいる．また，ポストダムを形成した際にアーラインが沈下すると疼痛を訴える患者もいるので，その場合は床縁の調整をしなければならない．ただ，上顎床後縁は過剰に削去してしまうと空気が入り込み，陰圧の乱れを招いてしまうので，調整には慎重を要する．

下顎の頬棚周辺は咬合圧を受けやすい部位だが，頬筋の動きを阻害しなければ問題はない．下顎床後縁はレトロモラーパッド周辺と顎舌骨筋線部，舌下腺部の盛り上がり，下唇小帯もしばしば接触を起こす部位であるので，注意が必要である．また，舌小帯部は舌の可動に同調させながら床縁の厚みを残して，丸く削去する．下顎義歯を吸着させる最も重要なポイントであるため，床縁の調整には慎重を要する．

新義歯装着から1週間後

新義歯使用開始から1週間後に，これまでと同様の調整を行う．そろそろ患者の食事内容もバリエーション豊富になってくる頃なので，「○○は食べられたが，□□が食べにくい」「△△が噛めない」などの訴えにも対応しなければならない．また上下顎とも総義歯の場合，厚みが10mmを越える食物は，力学的に考えて，いかに顎堤の状態が良好であっても義歯の転覆を招くため，控えるよう説明することも重要である．

■発音の確認

1週間から10日ほど経過したら，そろそろ発音の確認を行う頃合いであろう．中には会話時や食事時に，義歯がカチカチ鳴ると訴える患者もいる．こういった接触音は本人にも他者にも不快なものであるため，どこに原因があり，どのようなときに接触音が生じているのか入念に調べ，解決しなくてはならない．特に下顎義歯がうまく吸着してない場合，このような異音を発することがある．

私は患者に新聞や雑誌の記事を数行読ませ，発声時にどのような音が鳴るのか，患者の口元に耳を寄せて聞くという手法をとっている．連続する発音の中で接触音を察知したら，右側/左側のどちらで生じているのかを聞き分け，再度タッピングさせると早期接触の部分が現れる場合があるため，削合調整する．レジン歯の場合ではこのような接触音を生じることはほとんどないが，陶歯の場合では度々生じることがあるため，必ず削合調整しなければならない．この手法のほか，犬歯から臼歯部にかけて1歯ずつ触り，上下顎をタッピングさせてどこに強く接触するかを探し当て，削合調整する場合もある．

新義歯装着から2週間後

2週間程経過すると義歯での咀嚼にも慣れ，徐々に患者の噛み癖が出てくる．たとえば右利きの人の場合，口腔内に入った食物は，箸の挿入方向から考えると左側の臼歯部へ運ばれやすい．そのまま左側臼歯部で2，3度咀嚼してから食塊を右側に移し，右側臼歯部でさらに細かくなるまで噛み潰す．

片側いずれかに天然歯が長く残存し，その部位が咀嚼の中心となった患者もいる．このような患者は上下顎とも総義歯になっても，その部位で咀嚼する習癖が残ることもあるようである．患者本人が噛みやすい部位で咀嚼するよう指導して構わないが，その人工歯の作業咬頭の傾斜角度に注意を要する．

新義歯装着から1カ月後

1カ月も経過すると床下粘膜も落ち着いて発音にも慣れ，患者の顔貌も義歯に馴染んでくる．しかし，患者によっては「なんとなく義歯が緩くなったような気がする」と訴える場合がある．これは上下顎義歯床が粘膜に食い込んで咬合のバランスが崩れ，それに伴い咬合接触がやや不安定になるためと考えられる．このような訴えがある場合は，まず咬合紙を前歯部で噛ませてタッピング運動を行わせる．すると下顎前歯で上顎義歯を突き上げる運動が見られることがあるため，その場合には印記された下顎前歯を削合調整するとよ

い．そうすると上顎義歯の吸着力が戻り，下顎の臼歯頬側咬頭頂が上顎臼歯の頬舌側咬頭間を，あたかも上顎臼歯がまな板で下顎臼歯が包丁であるかのように，食物を細かく磨り潰せるようになり，食物本来の味を感じられるようになる．

細かな床縁調整や咬合調整を繰り返し行うことで違和感なく義歯が自分の歯のように使えるようになり，食べたいものが食べられて笑顔にも不自然さがなくなり，患者の満足度も増していくだろう．

長期使用義歯のメインテナンスの一例

義歯の完成から数年後に，「義歯が当たって痛い」と患者が再来院することがある．その主訴は下顎にあることが多い．「2，3日前に調子がよかったので，少し無理をして硬いものを食べてから痛くなり，我慢していたが治らず，徐々に痛みが増してきた」と訴えることもしばしばある．

口腔内を視診すると，たとえば右側の小臼歯部頬側に褥瘡性潰瘍を認めることがある．このような場合は最初に潰瘍を起こしたと思われる義歯床を削去し，ある程度噛めるようにしてから，左右の臼歯部に咬合紙を噛ませてタッピング運動をさせる．そして左右の咬合状態を精査すると，下顎左側の大臼歯頬側咬頭近心傾斜面に強い接触を認める．そのために下顎義歯が右回転をし，下顎右側の頬側顎堤の凸部に強く当たって

疼痛点となる．そこで，この強く接触している人工歯を削合調整すると，義歯は再び安定した咬合状態に戻る．

■咬合干渉

義歯を長期的に使用していると，完成直後とは咬合位置が変わってくる．特に床下粘膜に維持および支持を求め，人工歯に陶歯を用いた総義歯は，咬合干渉を生じた場合に図18のように回転・変位が生じる．そのようなときには人工歯の咬合干渉をとるため，咬合調整が必要になる（図19）．

図20の患者の義歯は，上顎は22年，下顎は6年間使用している．

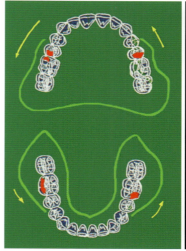
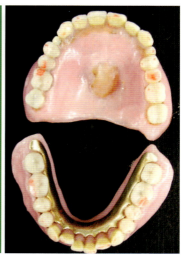

図18 ある日突然，5|頰側に疼痛を生じた症例．上下顎義歯を咬合させると上顎義歯が少々反時計回りに動いた．咬合紙を介在させタッピング運動をさせると，|6頰側咬頭近心斜面と，5|頰側咬頭内斜面の遠心部が強く印記された．また，5|頰側咬頭遠心部，|6頰側咬頭近心部，|6頰側咬頭外斜面も強く印記されたため，それらの咬頭斜面の角度を緩めるよう削合し，咬合干渉を取り除いた

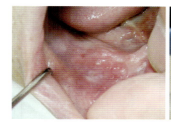
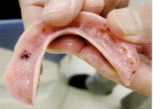
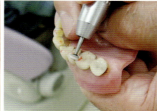
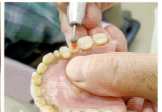

図19 咬合干渉による疼痛点の咬合調整

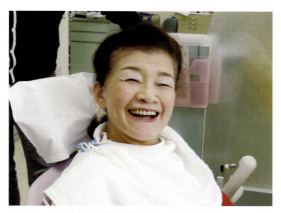

図20 口福な笑顔（義歯製作後，22年間使用している）

　しかしこのような愁訴がしばしば寄せられるようであれば，人工歯の削合調整だけでは根本的な問題解決にはならず，顎堤を診査してリライニングなどを考えなければならないだろう．義歯床粘膜面と咬合のバランスがとれて安定が保たれたならば，半年に1度のペースのリコールで状態を確認しつつ，微調整のみで30年，40年と長期にわたって使用できるような，生体に調和した義歯を提供できるはずである．
　"口福"は幸福に通ずるものである．人間は加齢とともにあらゆる生体機能が徐々に衰えていくものだが，おいしいものを少しでも自力で噛んで食べたいという欲求をいつまでも持たなければならず，それが脳の活性化を促してボケ予防にもつながる，と近年は論じられるようになってきた．
　同一義歯を30年も使用していると前歯人工歯のピンが腐蝕して脱落したり，臼歯の咬頭が破折して舌が傷つき，患者が再来院することがある．だがそのような患者からは，いきいきと人生を前向きに謳歌している様子が窺い知れる．そのようなときに，我々歯科医師と歯科技工士は義歯というものを通じて，立場は異れど「健康」という貴重な価値観と喜びを共有できるのである．

（酒井勝衞）

3. 健康美と機能の回復を求めた症例

患者満足度の高い，ワンランク上の義歯製作を目指して　（古谷歯科医院での一例）

■新義歯装着時の患者の顔貌の変化

　旧義歯を使用していた頃の顔貌と，口腔内調整後の新義歯を装着している顔貌との比較写真を，守谷市開業の歯科医師・古谷 容先生（古谷歯科医院）にご提供いただいた（図21〜23）．

　古谷先生は，予防管理とメインテナンスを中心に患者に向き合い治療計画を立て，患者の不満や今後の希望を受け止め，最善を尽くされている．歯科技工士に対しても適切な情報を提供され，必要なときには患者を交えてよりよい方向に向かうよう，指示確認を共有されている．私が携わった一症例を紹介する．

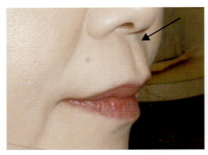 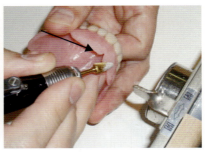

図21　上顎の義歯調整．可動組織や上顎結節などのアンダーカット調整と，上顎前歯部の膨らみの調整をあらかじめ行っておくと，実際に義歯を装着した際に鼻下上唇の角度が不自然に盛り上がらない

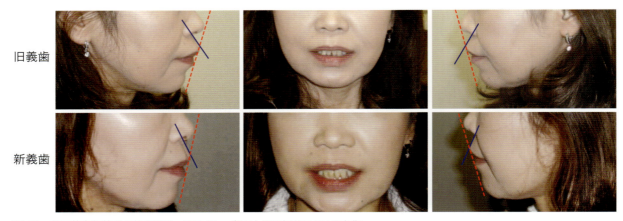

図22　新旧義歯装着時の前歯配列，Eライン，鼻下上唇の側貌における変化

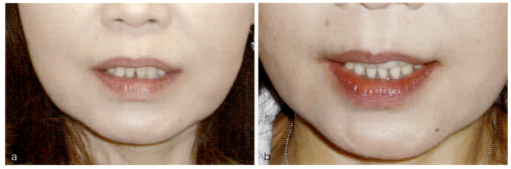

図23　新旧の義歯を装着した際の患者の口元．新義歯装着時の方は口角が上がり，きれいな口元になっていることが窺える．　a：旧義歯，b：新義歯

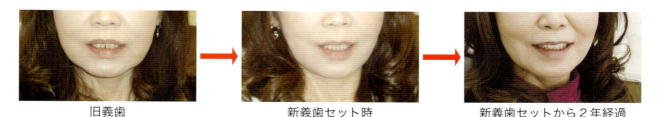

| 旧義歯 | 新義歯セット時 | 新義歯セットから2年経過 |

図24 旧義歯装着時と新義歯装着時の口元の違いは一目瞭然であるが，さらに2年経過した写真に注目していただきたい．義歯が馴染み，より自然で健康的な笑顔をつくれるようになっている

　明らかに変化の見られるところは，やはり口元であろう．人工歯の適正な選択と配列により健康的な顔の色や口元を健全な状態に戻すことで「健康美と機能の双方を回復することが可能な義歯＝生体に調和した義歯」を提供できるのである（図24）．

　口唇の形状の変化や鼻下角度の変化は，前歯の配列角度で調和を図った結果であり，エステティックライン（Eライン）は咬合高径のバランスにより確定させた．自然なスマイルラインは人工歯配列後，口腔内試適時の配列調整により，患者の要望に合わせた結果である．口元の変化とともに，口角線や鼻唇溝までをも義歯によって改善させることが可能となる．これこそが患者のQOL向上につながるのではないだろうか．

■健康美と機能の回復

　歯を失ってしまったことにより失意にあった患者の，健康的な顔貌を義歯によって再建し，その源である「食べる」「話す」「笑う」という機能を改善させ，元気に日常生活を送れるよう口腔内の環境を向上させることで，患者は心身ともに健康な状態で新たに年を重ねていくことができる．義歯は決して患者自身の歯ではないが，使いこなす努力により自身の歯と同様に生活における成果が上がれば，それは"いきがい"につながり，健全な生活が約束されるのではないだろうか．

　数年後の患者の話では「誰も私の歯を義歯と疑う人はいません」と断言されていたそうだ．これは歯科医師と歯科技工士が同じコンセンサスを持ち，互いに協力し合って，患者のために健康美と機能の回復を追求したからこそ，生まれた結果であると私は自負している．これこそ，歯科技工士冥利につきる"やりがい"である．

Column 18 新義歯装着時の，患者の感想

　新義歯完成当日から2週間後までの患者の実際の感想を，会話を記録している古谷先生より伺った（**表**）．
　初日では，まだ慣れない新義歯の感覚に違和感を禁じ得ない様子が見られる．この患者は女性であったため，とりわけ顔貌の変化に戸惑いを覚え，発音も慣れていないようだ．
　翌日の電話でのやりとりでは，食事に関してはさして問題はないとのことだが，会話の際に義歯がカチカチと鳴る音が気になっているようである．また，やはり顔貌に関して「周囲からどのように見られているか」ということに敏感になっている．この時点ではまだ新義歯への違和感が消えておらず，どことなく落ち着かない様子が窺える．だが，1週間が経過する頃には新義歯が口腔内に馴染んできているのが，患者の口ぶりから感じられる．発音に不慣れ感は若干残るものの，顔貌に関してもほぼ違和感を覚えなくなっており，また口腔内に安定し始めたため，義歯に対する不安もなくなってきている．
　さらに2週間後には新義歯に馴染み使い慣れてきたのか，食事・発音ともに問題なく，顔貌の変化への違和感もなくなり，義歯が患者の口腔内において「何も感じない"第三の歯"」として機能していることが窺える．
　「義歯をつくり直して本当によかった」「笑顔がいいといわれた」という患者の言葉は，歯科技工士にとってこれ以上ない称賛である．また日々の研鑽の積み重ねがあってこそ，患者満足度の高いワンランク上の義歯を製作できるのだということを，改めて実感する瞬間でもある．

新義歯装着当日

- 何か，ヘン！
- 鼻の下が盛り上がっている感じ
- 歯が見えすぎでは？
- 腫れぼったい感じがする
- 歯が口唇に触って，違和感がある
- しゃべりにくい
- 今までの義歯とは全然違う！

翌日，電話にて

- 痛くはないです，食事もできます
- 話すと，歯がカチカチ鳴ります
- 主人に「何それ？」といわれました
- おばあちゃんに笑われました
- 知人に変な顔で見られてしまいました
- 自分でも顔が変わったと思います
- 変な感じですね，ぎこちないです

1週間後

- 痛くなく食べられます
- でも，パンの耳は食べづらいです
- 話しても，歯がカチカチ鳴らなくなりました
- 頬がスッキリしたみたいです
- 口唇の形もいいです
- 「サシスセソ」は，まだいいづらいです

2週間後

- 本当につくってもらってよかったです
- 私も慣れてきました
- 皆，何もいわなくなりました
- 「笑顔がいい」といわれました
- 「どうしたの？　綺麗になったね」といわれました

【参考文献】
1）河邊清治：臨床総義歯学．永末書店，東京，1972．
2）河口博和：不正咬合と顎関節症．医学情報社，東京，2012．

あとがき
──義歯のこれからの役割──

「8020」をスローガンにして，歯科界は長い時間をかけて患者を啓蒙してきた．半分成功しているように見えるが，果たしてどうであろう．

巷では，インプラントやインプラントオーバーデンチャー（IOD）がもてはやされているが，高齢者施設においての介護者による口腔ケアは，成功しているのだろうか．

人生の最後まで人の手を借りずして終末を迎える人は稀有である．さらに，誰もが認知症にならないという保障は今のところはない．しかし，これらの問題解決に私は長い臨床経験から，人生のある時期から義歯に頼るようにすると，問題のいくつかが解決されるのではないかと考えている．

現在の歯科保存学は接着学に代表される．また，建築学においても専門家に聞くと接着剤の進歩により，強固で堅牢な建築資材および内装材・家具などの製造・利用が可能といわれている．

そこで私は，義歯学においても新たな観点・研究から，接着剤を利用することにより，生体に優しく，無害で，栄養摂取までも考慮・サポートできる材料をつくり出していくべきではないかと考えている．

そうすることで，義歯がこれまで以上に咀嚼・審美・発音を回復させるのみならず，「噛む」ということで脳への刺激を与え続けることができるであろう．

さらにそれらは加齢の進行を遅らせ，他の疾病によって失われた組織機能のリハビリテーションの１つの手段として，重要視されるであろう．

義歯および歯科医学は，これからより一層，人類の幸福の一助になると私は確信している．

酒井勝衞

おわりに

　1977年4月，私は東京の河邊歯科医院に院内技工士として就職した．この歯科医院の院長こそ，戦前から東京都銀座で開業され，戦後は東京歯科大学臨床教授として教壇に立ち，十数冊の本を著し，歯科界に貢献されてきた，河邊清治先生であった．卒後間もなく，臨床現場など知る由もなかった私に，河邊先生は1冊の著書を手渡してくださった．その『臨床総義歯学』という本を，私は毎日の通勤電車の中で繰り返し読み続けたが，写真に心得があった私の当初の仕事は，義歯製作とともに，河邊先生の講演や著書に使う症例写真の撮影であった．「"ここ"を撮れ！」と，河邊先生の指示を受けてはシャッターを押す日々．ファインダー越しに見る"ここ"を河邊先生と同じ視点で見て理解できるようになるまで随分と時間を要したが，大変貴重な経験であった．また，院内技工という環境からも学ぶことは多かった．歯科医師や患者と常にコミュニケーションがとれる場にいたからこそ「患者の心に寄り添い，苦悩に共感し，患者のために真摯に臨む」という医療人としての本質に気付くことができ，また義歯完成の折には沢山の患者の笑顔に出逢うこともできた．この経験が，私にとって一番の勉強であり財産であるといえる．

　やがて私も本業である義歯製作を一任させてもらえるようになり，このとき，学校では習えなかった臨床現場の"謎"に直面することとなる．諸先輩方の協力を仰ぎながら，記念すべき担当1症例目の義歯が患者の口に入ったのが，1977年6月．そこからは，まさしく悪戦苦闘の日々であった．

　最初の担当症例から10年が経つ頃，臨床現場の"謎"を解くキーワードが見えてきた．それこそが，本書にも記した「生体と義歯との調和」である．この気付きをきっかけに，『臨床総義歯学』でも語られていた「健康美と機能性の追求」という"河邊イズム"を，より深く理解できるようになった．『臨床総義歯学』は今もなお，私のバイブルであるとともに，勉学の大切さを教えてくれるものである．今回の執筆にあたっても，日本人による・日本人のための・伝統的な技工技術が書かれたこの本の一部を引用・改変し，大いに参考とさせてもらっている．

　本書では義歯製作の全容を，写真を沢山使い見やすく解説し，歯科医師が気付き難い歯科技工士の職域，そして歯科技工士の見えにくい歯科医師の職域を，それぞれ明らかにした．初心者でも読みやすい（写真を読み，文字を見る）仕様となるよう，努めたつもりである．

　義歯製作が分業化して久しい今日，歯科医師に対して「何を聞かなければならないか，何を伝えなければならないか」さえ見失っている歯科技工士は少なくないだろう．しかし，歯科医師・歯科技工士間の連携なくしては，患者にとってベストな義歯はつくり得ないのだ．

　「口福」は「幸福」に通ずるはずである．そして我々も医療人としての品位を以て，患者の「口福」を目標に義歯を製作する"笑顔をつくる職人"でありたい．

　また，歯科技工士の大半は患者の笑顔に接することができず，感謝の言葉を直接聴けることも少ない．できれば，沢山の情報をともに少しだけ"患者からの感謝のおすそわけ"を歯科医師にお願いしたいところである．

　最後に，共著者として症例写真の提供とともに，臨床での秘技についてご執筆いただいた酒井勝衞先生，症例紹介にご協力いただいた古谷　容先生，そして私の心の支えとなり，学術的に貴重なご指南と「推薦の序」をお寄せいただいた東京歯科大学名誉教授・腰原　好先生，私をそばで支えてくれ，編集協力および叱咤激励いただいた歯科技工士・大塚賢一氏に，心より感謝の言葉を述べたい．また，出版の機会をいただいた医学情報社・若松明文氏と，7年という長きにわたり労力を惜しまず編集に携わっていただいた鈴木悦子氏に，感謝を述べたい．

恩師・河邊清治先生に捧ぐ

戸　田　　篤

著　者

戸田　篤 (とだ　あつし)

■ 略　歴

1975年　東京写真大学（現・東京工芸大学）工学部　中退
1977年　愛歯技工専門学校　卒業
1977年　河邊歯科医院勤務（院内技工18年）
1995年　TODA PRECIOUS ART　代表
2005年　Dental Design Days　代表

・河邊臨床教室　1996年〜
・総義歯臨床研究会「車座」2007年〜
・臨床補綴研究会「口福」代表　2014年〜
・日本歯科技工士会会員（東京銀座支部）　2006年〜
・日本歯科技工士会認定講師　2011年〜
・日本歯科技工学会　発表　2005年，2011年
・全国歯科技工教育協議会　講師　2006年，2016年

■ 著　書

・DENTURE WORLD（デンタルダイヤモンド社）発刊
　2013年4月
・月刊　歯科技工，デンタルダイヤモンド，日本歯科評論，
　QDTほか，論文多数

酒井　勝衞 (さかい　かつえい)

■ 略　歴

1968年　東京歯科大学　卒業
1968年　河邊歯科医院　勤務
1973年　酒井歯科医院（横浜市）開業
1994年　学位取得（歯学博士）

・河邊臨床教室初代会長　1996〜2012年

COMPLETE DENTURE DESIGN
心でつくる総義歯

発　行　平成30年2月10日　第1版第1刷

著　者　戸田　篤，酒井勝衞
© IGAKU JOHO-SHA, Co.Ltd., 2018, Printed in Japan
発行者　若松明文
発行所　医学情報社
　　　　〒113-0033 東京都文京区本郷 3-24-6
　　　　TEL 03-5684-6811　FAX 03-5684-6812
　　　　URL http://www.dentaltoday.co.jp

　　　印刷　株式会社 シナノ
　　　落丁・乱丁本はお取り替えいたします
　　　禁無断転載・複写　ISBN978-4-903553-70-2